长胎不长肉

孕期营养学的革命性突破

王兴国 滕 越
著

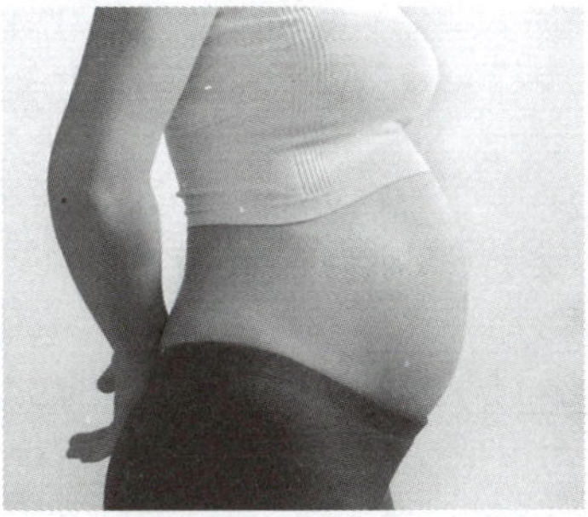

中国妇女出版社

图书在版编目（CIP）数据

长胎不长肉 / 王兴国，滕越著. -- 北京：中国妇女出版社，2016.6

ISBN 978-7-5127-1273-7

Ⅰ. ①长… Ⅱ. ①王… ②滕… Ⅲ. ①孕妇—营养卫生—基本知识 Ⅳ. ①R153.1

中国版本图书馆CIP数据核字（2016）第061410号

长胎不长肉

作　　者：王兴国　滕　越　著
选题策划：陈经慧
责任编辑：陈经慧
封面设计：尚世视觉
责任印制：王卫东
出版发行：中国妇女出版社
地　　址：北京东城区史家胡同甲24号　　邮政编码：100010
电　　话：（010）65133160（发行部）　65133161（邮购）
网　　址：www.womenbooks.com.cn
经　　销：各地新华书店
印　　刷：北京通州皇家印刷厂
开　　本：185×235　1/12
印　　张：20.5
字　　数：215千字
版　　次：2016年6月第1版
印　　次：2016年6月第1次
书　　号：ISBN 978-7-5127-1273-7
定　　价：39.80元

再版前言

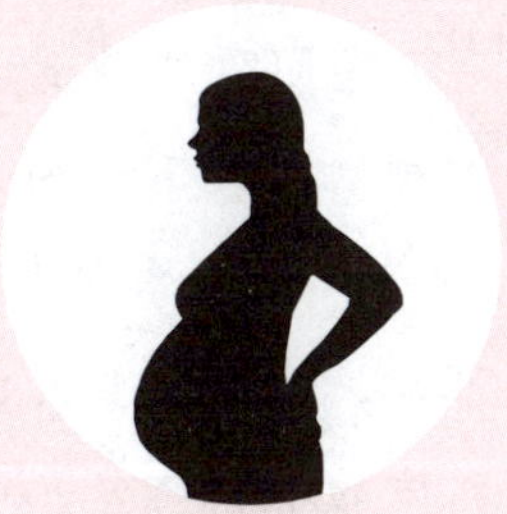

5年前出版《长胎不长肉》主要是受到某位明星妈妈的启发，现在我们很高兴地看到，孕妇不但要让宝宝身体健康、大脑聪明（“长胎”），还要让自己健康并保持身材（“不长肉”），而且这种观念已经成为潮流。人们越来越深刻地认识到，生命早期1000天（从胎儿期至出生后2岁）是决定其一生营养与健康状况的最关键时期（《中国0～6岁儿童营养发展报告（2012）》）。这一时期对母亲的生活和健康也有重大影响，对妊娠糖尿病、妊娠期贫血、妊娠高血压、产后肥胖等疾病耳熟能详。我们在自己的营养工作中，经常与受此困扰的母亲打交道，为她们提供饮食营养方面的帮助。

在世界范围内，很多健康机构，如世界卫生组织（WHO）、中国卫生计生委、中国营养学会、中华医学会、美国儿科协会（AAP）、美国妇产科医师协会等都特别关注生命早期的营养和健康。它们发布的针对营养相关问题的指南，也成为我们开展孕期、哺乳期营养工作的指引，如中国营养学会《中国孕妇、乳母膳食指南2016》《0～6个月婴儿喂养指南》和《7～24月龄婴幼儿喂养指南》，以及中华医学会妇产科学分会《妊娠合并糖尿病诊治指南（2014）》《妊娠期高血压疾病诊治指南（2012）》、中华医学会围产医学分会《妊娠期铁缺乏和缺铁性贫血诊治指南2014》等。根据这些权威指南确立的科学原则，我们进一步完善了《长胎不长肉》一书，指导读者通过合理饮食促进胎儿发育并兼顾孕妇自身健康。

我们听到很多读者反馈，她们觉得生活中难以落实孕期、哺乳期科学饮食的原则。这不是因为知识太深奥或实施起来太难，而是因为人们日常饮食常常偏离合理的原则太远，比如有些孕妇吃得太多，体重增长太快，孕期增长了70斤，几乎完全变成了另外一个人。她们没有意识到孕期体重增长太快对母子双方的不利之处，还错误地以为胎儿需要这样。显然，保持孕期体重的正常增长，有赖于合理的饮食和生活方式。

对孕期、哺乳期妇女而言，合理饮食意味着均衡的膳食结构和有针对性的营养补充。膳食结构是指各类食物如谷类、蔬菜、水果、肉、蛋、奶、豆类、油脂等互相搭配，使之种类和数量基本合理，满足孕期的营养需要。有针对性的营养补充既包括那些特别重要的食物，如粗粮、绿叶蔬菜、奶类、蛋类和富脂鱼类等，又包括叶酸、复合维生素矿物质等。孕期、哺乳期饮食还要协助解决妊娠糖尿病、妊娠高血压、妊娠贫血等各种问题，因此，不掌握科学饮食的原则是很难想象的。另外，在孕期、哺乳期片面强调海参、鲍鱼、燕窝、蜂蜜之类的补品或某些保健品制剂的重要性，忽视科学饮食的原则是非常错误的。

我和我的合作者竭自己所能写作本书，希望能帮助读者掌握孕期、哺乳期科学饮食的原则，吃出合理的膳食结构，学会管理体重增长的方法，战胜糖尿病、高血压、贫血等妊娠期常见问题，孕育健康聪明的宝宝。

王兴国

2016年4月5日于大连

目 录

CONTENTS

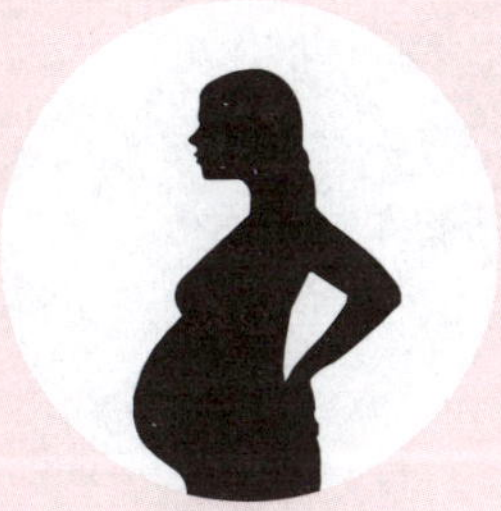

Part 1 第一章 建立健康的膳食结构

Part 6 第六章 妊娠糖尿病的饮食方案

第一章

建立健康的膳食结构

在孕育新生命的280天，胎儿生长发育所需的营养物质都直接来源于准妈妈的血液，间接来源于准妈妈的饮食。孕妇饮食营养对胎儿生长发育至关重要。那么，要吃哪些食物才能满足胎儿的营养需要?

首先强调的是，千万不要以为孕妇吃海参、鲍鱼、燕窝、鱼翅之类的“大补”食品，或者多吃肉类、蛋类等某些日常食品就可以了。单个食物的作用总是非常有限的。从专业角度看，要获得良好的营养，不能依靠某个或某几个食物，而应该依靠多样化的食物互相搭配。

不同食物类别和数量互相搭配，即构成了膳食结构。不论是对孕妇，还是对胎儿，均衡的膳食结构总是最重要的健康因素。没有哪一个食物是“必须吃”的，也没有哪一个食物是特别有益或多多益善的。

孕妇膳食要点

孕期膳食结构应该是怎样的？虽然每个孕妇的情况有所不同，胎儿之间也有一定差异，但仍然有一些基本原则和大致食物数量可以推荐。我们根据中国营养学会发布的《中国孕妇、乳母膳食指南2016》，整理了备孕期、孕期和哺乳期的膳食要点。

备孕期

备孕是指育龄妇女有计划地怀孕并对优孕进行必要的前期准备，是优孕与优生优育的重要前提：

①合理饮食，增加运动量，调整孕前体重至适宜水平。

②常吃含铁丰富的食物（如动物血、肝脏及红肉），选用碘盐，孕前3个月开始补充叶酸（每天400微克）。

③禁烟酒，保持健康生活方式。

备孕期平均每天食物建议量：谷类225克（其中全谷及杂豆类50克～100克），薯类50克，蔬菜400克，水果200克，蛋类40克，鱼虾类50克，肉类50克，奶类300毫升，大豆15克，坚果10克，烹调油25克，食盐不超过6克，饮水1500毫升（1800千卡能量，适合体重正常、从事轻体力工作的女性。肥胖者要在此基础上减少进食量；体重偏瘦或从事中等和较重体力劳动者要在此基础上增加进食量）。

孕期

确定怀孕后，孕妇膳食应在备孕期或非孕妇女的基础上进一步加强：

①继续补充叶酸（每天400微克），常吃含铁丰富的食物（如动物血、肝脏及红肉），选用碘盐。

②孕吐严重者，可少量多餐，保证摄入含必要量碳水化合物的食物（如粥、面、饼干、面包、糕点、水果、薯类、蜂蜜、食糖等）。

③孕中期、孕晚期适量增加奶、鱼、禽、蛋、瘦肉的摄入。

④适量的身体活动，维持孕期适宜增重。

⑤禁烟酒，愉快孕育新生命，积极准备母乳喂养。

孕早期（0～12周）胎儿生长发育速度相对缓慢，所需营养与孕前无太大差别。每天进食量与备孕期相同即可，保证食物多样均衡，体重不要增长过多（到孕12周时，比孕前增加1千克左右，或者不增加即可，除非孕前体重偏低）。

孕中期（13～27周）胎儿生长发育逐渐加速，对营养的需求增大。一天食物建议量：谷类200克～250克，薯类50克，杂粮不少于1/5；蔬菜类300克～500克，其中绿叶蔬菜和红黄色等有色蔬菜占2/3以上；水果类200克～400克；鱼、禽、蛋、肉类（含动物内脏）每日总量150克～200克；牛奶300毫升～500毫升；大豆类15 克；坚果10 克；烹调油25克；食盐不超过6克；饮水1700毫升。

孕晚期（28周及以后）营养需要进一步增加，一天食物建议量：谷类200克～250克，薯类50克，杂粮不少于1/5；蔬菜类300克～500克，其中绿叶蔬菜和红黄色等有色蔬菜占2/3以上；水果类200克～400克；鱼、禽、蛋、肉类（含动物内脏）每日总量200克～250克；牛奶300毫升～500毫升；大豆类15 克；坚果10 克；烹调油25克；食盐不超过6克；饮水1700毫升。

要注意，上述各类食物的数量只是大致参考，并不是每个孕妇都必须照做的绝对数值。比如，怀孕之前肥胖的孕妇就应该少吃一些，而怀孕之前偏瘦的孕妇则应多吃一些。那么，孕妇如何才能知道上述推荐量是否适合自己呢？核心的方法是定期测量体重，让孕期体重增长保持在正常范围。具体做法请见第4章《实现合理的体重增长》。

乳母

“坐月子”是中国的传统习俗，其间饮食常被过分地重视，往往过量摄入动物性食物，不吃或少吃蔬菜和水果，以致影响营养平衡。应纠正这种饮食误区，做到以下几点：

①增加富含优质蛋白质及维生素A的动物性食物（鱼、肉、蛋、奶），选用碘盐。

②产褥期食物多样不过量，重视整个哺乳期营养。

③保持愉悦的心情和充足的睡眠，以促进乳汁分泌。

④坚持哺乳，适度运动，逐步恢复适宜体重。

⑤忌烟酒，避免浓茶和咖啡。

乳母一天食物建议量：谷类250克～300 克，薯类75 克，杂粮不少于1/5；蔬菜类500 克，其中绿叶蔬菜和红黄色等有色蔬菜占2/3以上；水果类200克～400克；鱼、禽、蛋、肉类（含动物内脏）每日总量改为220克；牛奶400毫升～500毫升；大豆类25克；坚果10 克；烹调油25克；食盐不超过6克。为保证维生素A和铁供给，建议每周吃1～2次动物肝脏，每次50克左右。

十大类食物，把握孕期推荐食材

虽然日常食物有几百种之多，但根据其营养特点，大致可以分为十大类，即主食

（谷类、薯类和杂豆）、蔬菜、水果、蛋类、鱼虾类、畜禽肉类、大豆制品、坚果、奶制品和食用油。此外还有水、盐及各种调味品等。了解这些食物及其分类，不但有助于实现合理的孕期膳食结构，还能抓住孕期饮食的重点食材。

主食

主食指谷类，如大米、面粉、玉米等，但又不限于谷类，还包括杂豆类，如绿豆、红豆、扁豆等，以及薯类，如红薯、马铃薯、芋头等。它们共同的特点是含有大量淀粉，也提供少量蛋白质、B族维生素和膳食纤维等。主食构成了每日膳食结构的基础。主食吃得好不好对健康有重要影响。如何提高主食的营养价值，是孕期食谱关注的重点之一。

首先，要讲究粗细搭配，提高粗粮的比例。细粮主要指白米饭、白米粥、白馒头、白面条、白面包等精制谷物。粗粮则指未进行精加工的粮食，种类繁多，既包括小米、玉米、高粱、黑米、荞麦、燕麦等所谓粗杂粮，也包括全麦粉和糙米及其制品，还包括绿豆、红豆、芸豆、饭豆、扁豆等杂豆类（黄豆除外）。薯类也纳入粗粮范畴，特别是马铃薯（土豆）被视为“第四主粮”。中国营养学会《孕期妇女膳食指南》建议，孕妇每天食用50克薯类。现在，这些五谷杂粮在普通农贸市场或超市都能买到，是孕妇食谱的重点食材之一。

粗粮营养价值比细粮更高，且具有稳定血糖、调节血脂、促进排便的重要作用，所以孕期膳食指南建议，粗粮应该占主食的1/5以上。对于血糖异常、体重增长过快或便秘的孕妇，粗粮比例还应更高一些，可占全天主食的50%或更多。我们建议普通孕妇也要提高粗粮比例，占所有主食的1/3以上。

小米粥、麦片粥或玉米饼等是常见的粗粮吃法，但仅靠这些吃法很难提高粗粮比例。我们建议首先要改造白米饭和白米粥，在米饭或米粥中掺入小米、黑米、玉米碴、糙米、燕麦米、大麦米、高粱米、大麦米等（糙米以及糙米后面的几种粗粮需提前浸泡数小时），还可以加入红豆、扁豆、绿豆、芸豆等各种杂豆类（均需要提前浸泡数小时），做成各式豆饭或豆粥。其次，在制作馒头、面条、饺子和包子等面食的时候，都可以掺入一定比例的全麦粉、荞麦粉、大麦粉等粗粮。最后，在购买馒头、花卷、面包、面条等面食时，有意识地选择黑面馒头（全麦粉）、全麦面包、全麦面条、玉米饼等。总之，关键是少吃白米饭、白米粥、纯白面食等。

孕妇选用强化面粉或强化大米是非常值得推荐的。强化面粉，即在面粉中加入铁、钙、锌、维生素B_1、维生素B_2、叶酸、烟酸以及维生素A等营养素，在很多超市均可买到。强化面粉的外观、味道与食用方法，与普通面粉完全相同。与之类似的还有强化大米。在这些强化食品的包装上，都印有专门的标识，很容易辨识。强化食品的营养价值更高，而且安全可靠，对预防孕期缺铁性贫血有益。

蔬菜

膳食指南建议，孕妇每天应摄入300克～500克蔬菜，这一推荐值与普通人相同。不同的是，孕妇要特别重视摄入绿叶蔬菜，孕早期应每天摄入400克蔬菜，且其中1/2以上为新鲜绿叶蔬菜，孕中期和孕晚期要求绿叶蔬菜和红黄色等有色蔬菜占2/3以上，常见绿叶蔬菜有菠菜、油菜、生菜、韭菜、苦菊、茼蒿、小白菜、空心菜、菜心等。西蓝花也可算作绿叶蔬菜。这些绿色叶菜营养价值很高，不仅是叶酸的主要膳食来源，还富含维生素C、胡萝卜素、维生素K、钾、膳食纤维等，亦能提供部分钙、镁、锌、B族维生素等，对孕妇十分重要，是孕妇食谱的重点食材之一。

除绿叶蔬菜外，红黄颜色或紫色等深色蔬菜的营养价值也普遍高于浅色蔬菜。因此，孕期应增加青椒、蒜薹、荷兰豆、四季豆、豇豆、苦瓜、西红柿、胡萝卜、南瓜、茄子、紫甘蓝等深色蔬菜的摄入。

孕期饮食还要增加食用菌，包含木耳、银耳、香菇、平菇、金针菇、滑子菇、草菇、花菇、茶树菇、金针菇、竹荪、杏鲍菇、牛肝菌、松茸、羊肚菌等数十种形态各异、味道不同的食物。它们能提供维生素B_1、维生素B_2、维生素K、维生素D、钙、钾、铁、锌和硒等。其中最为独特的是维生素D，其他蔬菜从不提供。食用菌含较多核苷酸、嘌呤等鲜味物质，故而味道鲜美，适合煲汤、炖煮、炒制，甚至用于调味。此外，大部分食用菌均有干品，便于储存，泡发后即可用于烹调，十分方便。

马铃薯（又称土豆、洋芋）、红薯（又称甘薯、地瓜）、芋头、山药、莲藕、荸荠等薯芋类也是不错的蔬菜，但它们含较多淀粉（含量在10%～25%），具有谷类食物的特点，所以薯芋类食物既是蔬菜，又是粮食。对那些面临体重增长过快压力的孕妇而言，薯芋类应该作为主食，代替谷类来食用。当然，对那些体重增长正常的孕妇，薯芋类完全可以作为蔬菜食用。

水果

新鲜水果是维生素C、β－胡萝卜素、B族维生素、钾、钙、镁、膳食纤维等营养素的重要来源，是平衡膳食重要的组成部分。水果还提供类胡萝卜素、类黄酮、花青素等多种植物化学物质，具有抗氧化、抗癌、调节免疫、降血脂等作用。这些物质多与植物的颜色有关，所以水果果肉颜色越深，其健康价值越高。

水果特有的口味主要来自糖和酸的组合。水果中的糖分主要是蔗糖、葡萄糖和果糖，在果实开始成熟后由淀粉转化而来。很多水果在采摘后，这种转化仍在继续，会越来越甜。水果的酸味来自所含有机酸，如柠檬酸、苹果酸和酒石酸等。有机酸能刺激人体消化腺分泌，增进食欲，有助于食物消化，保护并促进维生素C、铁等营养素的吸收。

不过，孕妇每天吃水果不宜太多。膳食指南建议，孕中期和晚期以每天食用200克～400克为宜，后者大概相当于1～2个苹果（中等大小）、2根香蕉（中等大小）。有不少孕妇错误地相信“多吃水果对孩子皮肤好”等毫无根据的说法，大量吃水果会造成饮食不均衡或能量摄入过多及血糖不稳定等。

水果要在饭前吃，还是饭后吃？这个问题也困扰了很多人。其实，吃水果无须刻意在乎时间，饭前、饭后或者饭中吃水果都是可以的。但是，在设计孕期食谱的时候，水果常作为加餐在两餐之间食用。孕期每天除早午晚3顿正餐外，还要有1～2顿加餐。水果既方便又营养，无疑是最佳的加餐零食。

果汁往往给人“更有营养”的错觉。市售果汁产品在压榨、捣碎、过滤、消毒过程中损失了不少维生素和膳食纤维，有些还要添加甜味剂、防腐剂、色素和香料等。因此，即使是纯果汁，其营养价值也与新鲜水果有较大差距，即便是自家鲜榨的果汁也不如啃食水果。除果汁外，水果罐头、果脯、果干等水果制品也同样不能代替新鲜水果。

此外，尽管水果和蔬菜在营养成分与健康效应方面有很多相似之处，但它们是两种不同的食物，不能互相替换。孕妇每日膳食中既要有蔬菜，也要有水果，不可偏废。

蛋类

蛋是鸟类孕育下一代的卵，含有孕育新生命所需要的全部营养物质，传递着母体大爱。蛋类是优质蛋白、磷脂、B族维生素、维生素A、维生素D、维生素E、维生素K、铁、锌、硒等营养素的重要来源。蛋类不仅营养素含量齐全、丰富，而且易于消化吸收，所以具有极高的营养价值，是孕期食谱重点食材之一。

中国营养学会孕妇膳食指南建议，孕妇每天吃1个鸡蛋（大约50克），或重量大致相当的其他蛋类，如鸭蛋、鹅蛋、鹌鹑蛋等均可。当膳食结构中鱼类、肉类或奶类不足时，还可以增加蛋类（如每天2～3个鸡蛋）来弥补。

畜禽肉类

畜肉（如猪肉、牛肉、羊肉等）和禽肉（如鸡肉、鸭肉等）是优质蛋白、脂类、维生素A、维生素B_1、维生素B_2、维生素B_6、维生素B_{12}、铁、锌、钾、镁等营养素的良好来源，因而也是孕妇平衡膳食的重要组成部分。畜禽肉类是铁的良好来源，对防治孕期贫血具有重要意义，故而是孕妇食谱的重点食材之一。完全没有肉类（包括鱼虾）的食谱不适合孕妇，除非有专业人员指导并补充相关营养素。

中国营养学会孕妇膳食指南建议，孕中期平均每天吃50克～100克，孕晚期平均每天吃100克～150克。如果鱼虾类摄入比较多的话，畜禽肉类可以少一些。

孕妇应尽量选用低脂肪肉类，如精瘦肉、里脊肉、瘦牛肉、瘦羊肉、鸡胸肉等，这些肉类含蛋白质、维生素和矿物质更多，饱和脂肪与胆固醇更少。相比而言，肥肉、肥瘦肉、五花肉、肥牛、肥羊、羊肉片、排骨等人们吃起来香嫩多汁的肉类则含有更多的饱和脂肪，营养价值也低一些。在烹调肉类的时候，把肉眼可见的脂肪剔除掉，如肥肉、肉皮、鸡皮、鱼子等，也是减少饱和脂肪摄入的有效方法。

要不要吃动物内脏和动物血？如猪肝、羊肝、鸡肝、猪血、鸭血、羊血等，这是让很多孕妇感到困惑的问题。就营养价值而论，动物内脏比畜禽肉类有过之而无不及。所以孕妇膳食宝塔明确建议畜禽肉类“含动物内脏”。不过，动物内脏也的确有较多安全隐患，包括各种污染物以及药物残留，因此，我们不建议孕妇经常食用动物内脏，但有三种情况例外，一是能确保动物内脏安全时；二是出现缺铁性贫血时；三是食谱中畜禽肉类和鱼虾严重不足时。

除内脏外，火腿肠等肉类加工制品也要少吃。它们大多并不是用纯鲜肉加工的，肠衣里塞满了猪皮、内脏、下水、鸡皮、鸡胸肉、鸭肉、植物蛋白、动物脂肪等廉价原料，以及肉类本身并不含有的淀粉。为了具有良好的弹性和鲜嫩口感，还会加入增稠剂和水分保持剂。为了保持鲜艳的红色，添加发色剂亚硝酸钠、D-异抗坏血酸钠等。为了颜色更漂亮，添加色素，如红曲红、苋菜红、诱惑红、辣椒红和胭脂虫红等。为了延长保质期，加入防腐剂，如乳酸链球菌素、丙酸钠、山梨酸钾等。为了具有鲜美滋味，添加盐、糖、香辛料、香精以及增味剂。如此这般，火腿肠不但营养素含量较低，还是食品添加剂之集大成者。其他肉类制品如肉罐头、肉松、肉干等也有类似问题，均不可代替鲜肉。

鱼虾类

鱼虾类的营养价值比畜禽肉类更胜一筹，尤其是它们含有独特的ω-3型多不饱和脂肪酸，即DHA和EPA，可以促进胎儿大脑和视神经的发育，故而鱼虾类是孕妇食谱当之无愧的重点食材。孕妇膳食指南建议，每天至少摄入50克鱼虾〔鱼虾、肉类和蛋类合计为150克～200克（孕中期）或200克～250克（孕晚期）〕。

随着生活水平的提高，鱼虾或水产品在绝大部分地区都很容易买到。当然，各地食用鱼虾的习惯和品种有所不同。内陆地区以淡水鱼为主，沿海地区则以海水鱼为主，很多经济较发达地区则淡水鱼、海水虾鱼都很多见，即便是经济欠发达地区，也很容易在超市或农贸市场的干货档口买到鱼干、虾干、扇贝丁等。这些都是增加鱼虾摄入的可行途径。孕妇不论生活在什么地区，都要下力气提高鱼虾摄入量。

不过，吃鱼时的安全性问题不容忽视，这是一个全球性问题，在我国可能尤为突出。有证据表明，某些鱼中含汞影响胎儿和儿童神经发育，但对普通成年人影响较小。美国食品药品管理局（FDA）和环境保护局（EPA）2014年建议，孕妇、哺乳期妇女、待生育妇女和儿童应多吃有益健康的低汞水产品，如鲑鱼（三文鱼）、鲱鱼、凤尾鱼、虾、狭鳕鱼、金枪鱼（罐装）、罗非鱼、鲶鱼和鳕鱼等。每周227克～340克（8盎司～12盎司），大致相当于每周2～3次。但不建议食用高汞鱼类，主要有方头鱼、鲨鱼、旗鱼和鲭鱼等4种。另外，白色（长鳍）金枪鱼的摄入也要限制，成人每周不超过6盎司（约170.1克）。

近海鱼类和海鲜中汞含量可能较低，但其他污染问题可能更为严重，也不是多多益善，应以每日平均50克～100克为限。

大豆制品

大豆包括最常见的黄大豆（黄豆），以及不太常见的黑大豆和青大豆，但并不包括绿豆、红豆、扁豆、芸豆等杂豆类。大豆制品的营养价值很高，是优质蛋白、磷脂、钙、锌、B族维生素、维生素E、膳食纤维等营养素的重要来源，也是孕妇食谱的重点食材之一。

膳食指南建议，孕妇平均每天应食用15克以上大豆（或相当的大豆制品），相当于15克大豆的大豆制品有北豆腐45克、南豆腐85克、内酯豆腐105克、豆腐干30克、腐竹10克、豆浆250克等。

对于肉类或鱼虾摄入量不足的孕妇，更应该增加大豆制品摄入。如果必须用哪种食物代替部分肉类或鱼虾的话，那就非大豆制品莫属了。

可能很多人不知道，生的大豆有较大毒性，可以引起食物中毒。这是因为大豆中含有胰蛋白酶抑制剂、植物红细胞凝集素等有毒物质，必须在彻底加热后才能被消灭。比较容易引起食物中毒的大豆制品是豆浆。豆浆必须经过彻底加热（100℃，8分钟）后方可食用。

坚果

坚果富含蛋白质、多不饱和脂肪酸、脂溶性维生素和微量元素，坚果是特别适合孕妇用于加餐的零食。孕妇膳食指南推荐每天食用10克坚果。

常见的坚果有花生、西瓜子、葵花子、核桃、开心果、松仁、杏仁、腰果、南瓜子、榛子等。市面上有时还可以买到不太常见的坚果，如夏威夷果（澳洲坚果）、鲍鱼果、山核桃（小胡桃）、长寿果等。其中，核桃特别值得推荐，建议每天吃二三个核桃。

不过，坚果也不是多多益善，因为多数坚果含有大量脂肪，如花生含脂肪45%，葵花子50%，核桃60%，松子70%。我们认为，孕妇每天食用坚果10克～20克比较适宜。最好选原味的，避免盐焗、油炸或糖衣的。

奶类

奶类是哺乳动物专门用来喂养下一代的“专利产品”，营养素种类齐全、含量丰富、比例适当、易于消化吸收，营养价值极高。尤其是钙含量多，吸收率高，可以满足胎儿生长发育所需大量的钙，故而奶类是孕妇食谱最重点的食材之一。孕妇膳食指南建议，孕早期每天应喝奶300毫升，孕中期和孕晚期每天应喝奶300毫升～500毫升。

市面上奶类产品多种多样，纯牛奶、鲜牛奶、巴氏牛奶、早餐奶、酸奶、风味酸奶、低脂牛奶、低乳糖牛奶、奶酪、全脂乳粉、脱脂乳粉、孕妇乳粉、炼乳等均适合孕妇，一般可根据自己的喜好选用。但为了预防体重增长过快，我们建议孕妇尽量选用低脂牛奶、脱脂牛奶或脱脂奶粉，以减少脂肪摄入。孕妇奶粉（妈妈奶粉）大多是低脂的，但往往要加入糖。

当发生乳糖不耐受（即饮用普通牛奶后腹胀、不适或腹泻）时，孕妇可选用酸奶、奶酪或低乳糖牛奶。

牛奶、酸奶等奶制品既可以用于早餐，又很适合孕妇加餐饮用。不过，在任何时候都不推荐孕妇选用各种牛奶饮料，如核桃奶、果粒奶优、营养快线等，尽管它们常常以假乱真，且十分流行。因为它们的营养价值很低，蛋白质含量通常只有1%左右，远远低于普通牛奶（蛋白质≥2.9%）。

食用油

食用油（或烹调油）虽然也提供一些营养素，如必需脂肪酸（亚麻酸和亚油酸）和维生素E等，但整体营养价值较低，主要用途是提供能量，并使菜肴或食物美味好吃。孕妇膳食指南建议，孕妇每天宜摄入食用油25克。

这一推荐数量明显低于目前食用油的实际摄入量。调查表明，城市居民平均每人每天摄入44克烹调油，大约是上述推荐量的2倍。因此，孕妇需要“减少”食用油摄入量，以避免能量和脂肪过多，尤其是那些孕前肥胖或孕期体重增长过快的孕妇，“减油”非常关键。

控制食用油摄入量对孕期食谱有很大影响。首先，要避免油炸、过油等烹调方法，多选择清淡的菜肴；其次，即使是炒菜或炖菜，也要注意少放油；最后，尽量不要食用添加大量食用油的加工食品，如油条、麻花、油饼、葱油饼、抛饼、方便面、饼干、某些面包、蛋黄派及巧克力派等小零食。

为了改变食用烹调油太多的习惯，真正控制住烹调油的食用量，我们建议每个家庭都使用带刻度的油壶（各大超市有售），定量用油。

除数量要合理外，食用油的品种也要多样化。孕妇应经常更换烹调油的种类，食用多种植物油。因为不同的植物油中各种脂肪酸含量不同，要想获得全面合理的脂肪酸，就要使食用油多样化。多样化食用油主要包括以下4类油脂：

第一类是大豆油、花生油、菜籽油、玉米油、葵花子油等产量较大的烹调油。它们以含亚油酸（ω-6型多不饱和脂肪酸）为主，亚油酸占50%～70%，油酸和亚麻酸含量较少。

第二类是油茶籽油（山茶油）、橄榄油、芥花油、高油酸菜籽油、高油酸葵花子油。它们以含油酸（单不饱和脂肪酸）为主，油酸含量为50%～80%，亚油酸和亚麻酸含量较少。

第三类是亚麻籽油（亚麻油）和紫苏油。它们以含亚麻酸（ω-3型多不饱和脂肪酸）为主，亚麻酸含量占50%~60%，亚油酸和油酸含量较少。

第四类是芝麻油、核桃油、南瓜子油、红花油、月见草油等不怎么常见的食用油。它们在脂肪酸构成方面并无特殊，多与第一类植物油相仿，但突出特点是维生素、矿物质或植物化学物质含量丰富，营养价值较高。

孕妇膳食烹调时要在食用油多样化的基础上，适当增加橄榄油、油茶籽油（茶油）、亚麻籽油（亚麻油）、紫苏油、芝麻油和核桃油等油脂的摄入比例，它们也可以视为孕妇食谱的重点食材。食用油既可以交替食用，也可以混合食用。“交替食用”是指用完一瓶A种植物油后，换用B种植物油，之后再换为C种植物油，也可以早餐用A种植物油，午餐用B种植物油，晚餐用C种植物油；“混合食用”是将大瓶（或塑料桶）装的A、B、C三种植物油各取少量（其比例可以根据各种植物油的脂肪酸构成、价格、口感等自行拟定），混合在一个小油壶中，摇匀后烹调使用。

食用油要多样化，只针对植物油，不包括动物油，如猪油、牛油、黄油、奶油等，因为它们含有较多饱和脂肪酸与胆固醇。

饮水

水对身体健康亦有重要影响。水摄入不足或水丢失过多，可引起体内缺水，亦称“脱水”。缺水将危害胎儿健康。脱水最早出现的症状是口渴，口渴也是人们喝水的主要驱动力。不过，要是非等到口渴再喝水，却已经迟了。因为口渴的感觉一出现，说明身体内已经有一定程度的缺水，而且还有其他因素影响口渴感的正常出现。所以，要主动喝水，不要等口渴再喝。

孕妇每天应该喝多少水呢？每天饮水1700毫升，饮水与食物（如奶、粥、汤等）中的水合计应达到3000毫升，这是《中国居民膳食营养素参考摄入量（2013版）》给出的适宜饮水量建议。与未怀孕时相比，孕妇要适当多喝一些水，尤其是在天气比较热、出汗、户外工作、户外活动时间长、运动量大等情况下，更应加大饮水量，每天

2000毫升或更多。

当然，如果孕中期或孕晚期有水肿出现时，就要限制饮水量，每天1000毫升或者更少。严重时，要遵从医嘱。此外，孕妇饮用的牛奶、豆浆、粥汤等液体食物中的水，也可以算作饮水量。

除每日喝水总量外，喝水的时间和方式也很重要。膳食指南建议："饮水时间应分配在一天中的任何时刻，喝水应该少量多次，每次200毫升左右（1杯）。"少量多次喝水的具体做法是：早晨起床一大杯（200毫升～400毫升，以不影响早餐为前提），晚上睡前1～2小时一杯水（200毫升），其余的水（4～6杯）在一天内尽可能均匀地或适时地饮用。清晨（晨起）的第一杯水尤其重要。经过数小时的睡眠，在未进食也未饮水的情况下，血液处于比较黏稠的状态，此时喝一大杯水，有助于稀释血液。

关于喝什么水更好，虽然众说纷纭，但大多数说辞只是广告或变相广告而已，不用太当真。实际上，简单的就是最好的。膳食指南建议"白开水是最符合人体需要的饮用水""白开水是满足人体健康、最经济实用的首选饮用水"。

当然，好水不止白开水，可以延伸为"白水"，即瓶装或桶装的矿泉水、纯净水、天然苏打水等，没有颜色也没有味道。说到底，饮水就是为了安全、方便地补充水分，只要安全、卫生就是好水。至于各种水之间，以及各种品牌之间的健康差别，没有夸大的必要，消费者可以根据自己的喜好、是否方便和性价比灵活地选择。

现在有很多家庭用净水设备，至少在理论上，它们可以使自来水水质进一步提升，比较可取。因此，有条件的家庭可以使用净水设备。但在购买具体产品时，需要考虑它的实际效果，以及是否会带来新的安全隐患，比如滤芯不能按期更换、藏污纳垢等。当然，性价比也要考量。

饮食多样化，每日填写重点食材

膳食宝塔推荐的各类食物推荐食用量一般是指平均值，对普通人而言，并非每天都要吃这么多才行。比如，今天吃肉多了一点儿，那明天就少吃或不吃肉；今天吃蔬菜比较少，明天多吃一些补回来，只要每周平均摄入量合理即可。但是，孕期的情况有所不同。孕妇饮食要争取做到每日平衡，因为胎儿发育速度是非常快的，几乎一天一个样。胎儿每天都需要全面的营养，这些营养都必须通过母亲的血液提供。尽管母亲体内或血液中有一定的营养储备，以供胎儿不时之需，但我们仍希望母亲的饮食每天都能提供胎儿所需全部的营养。

每天都达到平衡膳食的要求并非易事，尤其是很多女性在未怀孕时饮食习惯与平衡膳食的原则相去甚远，在孕期必须对原有的饮食进行大幅度的修正，这无疑增加了孕期实现膳食平衡的难度。为了读者更好地落实孕期平衡膳食的要求，本书设计了“孕期每日饮食清单”（表1－1），使用说明在该表格备注中。该表格只能用1周，读者可以复制更多表格，用于监督自己每日饮食是否达到了多样化要求。

表1-1　孕期每日饮食清单

	奶类	粗粮	绿叶菜	水果	蛋类	畜禽肉	鱼虾	大豆制品	坚果	橄榄油、山茶油或亚麻油
星期一										
星期二										
星期三										
星期四										
星期五										
星期六										
星期日										

注：该“每日饮食清单”根据孕期饮食多样化的要求设计。使用方法是，每日每吃一类食物后，就在该类食物下面画“√”。一天之内，若有10个“√”为最佳；若有8~9个“√”为良好；若有6~7个“√”为合格，次日需要改进提高；若只有5个或更少“√”，则为不合格，次日必须改变和弥补。因为孕早期胎儿的发育日新月异，速度极快，连续几天的营养缺乏就有可能造成严重后果，并难以弥补。

三个基本原则，把握每餐食谱

了解孕期食谱应该多样化，并掌握重点食材之后，有些孕妇可能仍会发愁，如何才能使看起来每一种都很重要的食材落实到一日三餐中呢？如何才能做到品种齐全，数量也合理？关键是掌握孕期配餐的3个基本原则：

第一，餐餐都要有主食，粗细搭配。这既符合均衡饮食的基本要求，又符合中国人的饮食传统。不过，现在的问题是主食普遍过于精细，白米饭、白馒头、白面条、白面包等几乎占据了餐桌，缺少粗粮。孕妇主食应增加粗粮，粗细搭配，如二米饭、红豆饭、绿豆饭、小米粥、杂粮粥、玉米饼、燕麦片、全麦馒头、全麦面包、全麦面条等。

另一个常见的主食问题是添加过多食用油。大米、面粉、杂粮、杂豆等主食类食物本身含脂肪极少，口感平淡无味，所以有时要添加食用油、糖或其他物质，增加脂肪和糖，并获得香味、甜味和诱人口感，如油条、麻花、油饼、葱油饼、抛饼、方便面、饼干、某些面包、蛋黄派及巧克力派等。这些食物不符合孕期饮食控制食用油的要求，应该少吃。

第二，餐餐都要有蛋白质食物，即鱼肉蛋奶和大豆。蛋白质是孕期最重要的营养素，孕妇需要更多的蛋白质。与未怀孕时相比，孕中期和孕晚期需分别增加15克和30克蛋白质。所以鱼、肉、蛋、奶、大豆制品等高蛋白食物对孕妇特别重要。更为重要的是，这些高蛋白食物往往也富含其他重要营养素，如钙、铁、锌、维生素A、B族维生素等。所以孕妇配餐时要紧紧抓住蛋白质食物这个核心。

蛋白质在身体内无法储存，且从食物蛋白质消化吸收而来的氨基酸在血液中只停留4～6小时，之后转化为其他物质。要使胎儿得到最佳的氨基酸（蛋白质）供给，三餐都摄入蛋白质是很好的策略。

一般来说，早餐可以用奶制品、蛋类、大豆制品等提供优质蛋白质；午餐和晚餐可以用畜禽肉类、鱼虾类、蛋类、大豆制品等提供蛋白质；加餐则可选用奶类、坚果类等提供蛋白质。

第三，餐餐都要有新鲜蔬菜，以绿叶菜为主。蔬菜是孕期食用量最多的食物之一，维生素、矿物质和膳食纤维含量十分丰富，且能量很低，具有很高的健康价值。因此，建议孕妇每餐都要有蔬菜，特别是绿叶蔬菜、红黄颜色或紫色蔬菜、食用菌、薯类等。

除上述3条原则外，加餐（零食）对孕妇也十分重要。坚果类、酸奶、牛奶、奶酪、新鲜水果或果汁、蔬菜或蔬菜汁、全麦制品等都是很好的加餐食物。而高脂肪、高能量、高添加剂的饼干、蛋黄派、方便面、薯条、薯片、膨化食品、油炸零食以及碳酸饮料等则不宜选用。

孕妇不能吃什么

在讨论完孕妇应该吃哪些食物之后，再来回答“孕妇到底不能吃什么”。这个问题备受大众关注，但对专业人士来说简直就是一个无厘头的问题。因为孕妇与非孕女性并无本质不同，都应该选择健康食物，回避不健康食物。坊间流传大量诸如“孕妇不能吃螃蟹”“孕妇不能吃小龙虾”“孕妇不能吃火锅”“孕妇不能吃豆制品”“孕妇不能吃反季节果蔬”“孕妇不能吃酱油”“孕妇不能吃雪糕”之类的说法，这些说法大多毫无根据，胡编臆造或牵强附会。民间的习惯是一旦怀孕就必须搞出一些饮食禁忌来，以显示此时非彼时，求心安。

那么，孕期是不是要格外注意一些食物，以避免给稚嫩的胎儿带来风险呢？回答是肯定的。这些食物主要涉及酒、咖啡、茶、甜食、饮料等嗜好品和一些特殊的吃法。

酒，没有“安全量”

不论白酒、啤酒、红酒，还是黄酒、米酒，都是以酒精（乙醇）为主要成分的，只是酒精含量高低不同而已。

酒精对胎儿有害是众所周知的。孕妇饮酒后，酒精很快经胎盘进入胎儿体内，严重的话，可造成胎儿畸形，如脑、心脏、脊柱畸形，以及头面部畸形，如小颌、小眼、短鼻、听力缺失等。酒精还会损伤脑细胞，使脑细胞数目减少，脑的结构和功能异常，导致不同程度的智力低下。因此，孕妇不要饮酒或喝含酒精的饮料。孕期饮酒没有所谓的“安全量”，任何量都有可能损害胎儿，喝得越多风险越大。

不仅孕妇不应饮酒，在备孕期间女性就应该戒酒，否则会影响受孕或易致流产。不仅女性，在备孕期间丈夫也要戒酒。准备生育的夫妻在计划怀孕前3～6个月应戒烟禁酒，这是优生优育最基本的要求。此外，女性在哺乳期间也不应饮酒。

不少女性怀孕缺少计划性，在还不知道已经受孕的情况下，喝过一次或数次酒，这会造成什么后果呢？还真的不容易评估。酒精毕竟不是毒物，它在胃和小肠被吸收后，数小时内几乎全部被肝脏代谢成二氧化碳和水排出体外。代谢过程是乙醇→乙醛→乙酸→二氧化碳和水，基本不会有任何残留或积累。胎儿体内的酒精代谢要比母体慢一些，但总的来说，每次饮酒的有害作用仅持续数小时而已。因此，在怀孕之后几周内不知情时偶尔一两次饮酒，只要酒精量不是很大，对胚胎造成严重损害的可能性较低。有过这样经历的孕妇不必特别担忧。当然，最可取的做法是，让有经验的妇产科医生根据具体情况做出评估，并辅以一些必要的检查。

咖啡

科学界对咖啡的认识经历了“先抑后扬”的过程，即早期强调咖啡对健康的种种不利，近年则发现了咖啡对健康的多种益处。《美国居民膳食指南（2015）》建议，咖啡可作为健康食物和生活方式的一部分。

孕妇是可以喝咖啡的。保险起见，每天摄入咖啡因不要超过200毫克（相当于2～3杯速溶小包装咖啡）。不同种类咖啡的咖啡因含量差异较大，咖啡店一杯普通中杯（250毫升～280毫升）即磨咖啡，含有150毫克～200毫克咖啡因。

咖啡因是咖啡主要的功效成分，它的最大益处是提神，使人精力旺盛。这种提神作用既与大脑兴奋有关，也与心理依赖有关。咖啡因不会在体内积聚，几小时后随尿液排出体外，对身体的影响是一过性的，所以一杯咖啡的作用时间通常比较短暂。孕妇喝咖啡常常会使胎动频率增加、幅度增大，但尚未发现有实质危害。

当发现胎儿出现兴奋反应（胎动明显增加）时，要停止喝咖啡，即使胎儿没有表现出明显的兴奋，也要注意监测胎儿的发育速度，如果发现胎儿发育较慢（小于孕周），亦应停止喝咖啡。

美国食品药物管理局（FDA）在1980年曾发表声明，建议已经怀孕或可能怀孕的女性减少咖啡因的摄取。需要注意的是，只是“减少”而非“禁绝”咖啡因的摄取，况且在那之后也并未发现咖啡有害胎儿的更多证据。因此，适量咖啡对孕妇是安全的。当然，如果孕妇选择“低咖啡因”咖啡就更加安全，每天可以喝数杯。低咖啡因咖啡是指在咖啡豆送进烘焙机之前，先经过处理，分离出大部分咖啡因，使得咖啡中的咖啡因仅“残留”5%左右。1杯低咖啡因咖啡只含3毫克咖啡因，大致相当于普通咖啡的1/20。

总之，孕妇可以喝咖啡，但不宜太多，如果一定要多喝就必须选低咖啡因咖啡。

茶

茶通常被视为健康的饮品，但对孕妇而言，情况有所不同。一般不提倡孕妇喝浓茶。当然，也没有迹象表明，孕妇每天喝一杯茶会带来实质危害，但在理论上，孕妇喝茶宜少宜淡。

首先，喝茶不能给孕妇提供营养素。茶水中必需的营养物质如蛋白质、维生素、矿物质等都微乎其微。茶的好处主要是含有茶多酚。茶多酚有很多保健作用，如抗衰老、降血脂、抗动脉硬化、抗癌等，但它并不是母体或胎儿必需的营养物质。

其次，喝茶对孕妇和胎儿可能有不利影响。一方面，茶多酚、茶碱等物质会抑制人体对铁和蛋白质的吸收；另一方面，茶叶含有咖啡因，咖啡因对母体和胎儿均有兴奋作用，母亲可能会因长期喝茶已经耐受咖啡因的刺激性，但胎儿对咖啡因的刺激性非常敏感，直接能观察到的反应是胎动增加。

因此，孕妇最好不要喝茶。如果喝茶的话，也要喝淡茶，且要在餐后数小时饮用，把上述不良作用降至最低。

糖和甜食

人对甜味的偏好与生俱来。在天然食物中，有不少因含糖量高而具有甜甜的口感，如各种水果、蜂蜜、甘蔗、甜菜等。这些食物中的糖是健康的，孕妇可以放心地、随意地选用。

随着食品加工业的发展，各种提纯或制取的糖如蔗糖（白糖）、果糖、麦芽糖、果葡糖浆、麦芽糖浆等大量涌现，以制造出甜味，并广泛用于包装食品。例如，饼干、面包、糖包、豆沙包、汤圆、麻团、八宝粥、蛋卷、派、米饼、米花糖、爆玉米花、果冻、果脯、蜜饯、果酱、麦片、芝麻糊、豆浆粉、核桃糊、早餐奶、风味奶以及各种饮料等，都含有添加的糖。这些糖过量摄入容易导致肥胖、龋齿、心血管疾病和糖尿病，因此也越来越引起人们的重视。

世界卫生组织（WHO）2015年更新了关于糖的指南，新指南建议每天糖摄入量以不超过25克为最佳。25克糖包括所有由厂商、厨师或消费者添加到食品中的蔗糖、葡萄糖、果糖、糖浆和蜂蜜等所有“游离糖”（不包括蔬菜、水果和牛奶等天然存在的糖）。孕妇更要限制糖或甜食摄入，以免引起妊娠糖尿病。

“吃糖有害”的说法促使人们追捧各种人工甜味剂，如糖精、甜蜜素、安赛蜜、甜菊糖、阿斯巴甜等。这些人工合成的、带有强烈甜味的化学物质，效率高、成本低，深受食品加工业的欢迎，故而迅速普及推广，出现在上述所有种类的甜食中。最讽刺的是，各种“无糖食品”“低糖食品”以健康的名义兜售这些比糖更不健康的食品添加剂。

虽然只要按照国家标准规定的范围和剂量使用，这些人工甜味剂都是“无害”的，但是孕期膳食仅仅“无害”是不够的，还必须“有益”才行。因此，建议孕期尽量少吃或不吃含有人工甜味剂的各色甜食。

饮料

从控制糖摄入、减少食品添加剂摄入的角度，饮料首当其冲要少喝或不喝。饮料的种类非常多，但其基本成分都比较相似，除了水分之外，主要是糖（0～15%）和各种食品添加剂，如防腐剂、甜味剂、色素、香料、稳定剂、增稠剂等。有些饮料会含有很少量的营养成分，如蛋白质、维生素和矿物质等。饮料的营养价值很低，是典型的高能量低营养的垃圾食品。孕妇应该少喝或不喝饮料，尤其不能用饮料代替喝水。

有些饮料不但毫无营养价值可言，还含有大量的糖、磷以及多种食品添加剂，如可乐、雪碧等碳酸饮料。1罐335毫升的可乐含有38克白糖、150千卡的能量、30毫克～55毫克咖啡因、30毫克～40毫克磷，还有焦糖色素、防腐剂等。所有这些不但对健康毫无益处，还会抑制肠道吸收钙、铁、锌、铜等营养元素。

有些饮料看上去很美，但实际上营养价值也很低，比如有些添加维生素C并以此为卖点的饮料；有些产品甚至宣传喝一瓶饮料相当于吃几个水果的营养价值，也只不过是广告宣传的噱头；又比如茶饮料，其实是用茶汁、茶叶提取物或茶多酚加上糖、焦糖色素、香精、磷酸盐等配制而成。

有些饮料如果汁饮料、蔬菜汁饮料和乳饮料等，容易让人误以为它们富于营养，其实它们的营养价值与水果、蔬菜和奶类完全不可同日而语，还常常含有多种食品添加剂。属于此类的还有所谓的植物蛋白饮料，即豆奶、椰子汁、杏仁露、花生乳等。当然，如果孕妇非喝不可的话，这些饮料比其他的要好一些。

有些配方较为特殊的饮料，如运动饮料、功能性饮料等，适合特定的人群饮用，不适合普通孕妇饮用。

零食

零食是指非正餐时间所吃的各种食物。虽然很多人认为爱吃零食是不健康的行为，但其实只要选择得当，吃零食既是一种生活享受，又可以提供一定的能量和营养素。对孕妇而言，少量多餐，即在3次正餐的间隔吃些零食，是非常值得推荐的做法。

当然，吃零食不要过多，不能因吃零食而影响正餐。而且零食所含能量应计入全天总能量摄入，也就是说，吃零食后，正餐的食量应该相应减少，否则容易导致肥胖。这一点对体重增长超标的孕妇格外重要。

一般认为，较好的零食有水果类（新鲜水果和鲜榨果汁）、奶制品（如酸奶、牛奶、奶酪、奶粉、含乳饮料等）、坚果类（如花生、瓜子、开心果、榛子、核桃、栗子、大杏仁等）、部分肉制品（如牛肉干、烤鱼片、鱿鱼丝等）、巧克力、海苔、不加糖的藕粉、果干类（如葡萄干、杏干、洋李干、柿饼、干枣、无花果等）、全麦面包等，这些零食孕妇可适当选用。

较差的零食有各种糖类（如糖果、棒棒糖、棉花糖、泡泡糖等）、油炸食品（如薯片、薯条、怪味豆、方便面、江米条等）、糕点类（蛋糕、点心、桃酥等）、某些干果制品（如果脯、蜜饯、话梅等）、饼干类、部分肉制品（如火腿肠）、膨化小食品、果冻、碳酸饮料、冷饮等，这些零食孕妇尽量不要选用。

未熟透的肉类或鱼虾

从食品安全的角度，孕妇不能吃没有熟透的肉类、鱼虾和海鲜等。除细菌污染和普通寄生虫感染之外，这些没有经过彻底加热的肉类、鱼虾还可能携带一种特殊的、肉眼看不见的寄生虫——弓形虫。通常情况下，弓形虫对普通人危害不大，但如果孕妇感染弓形虫就会招致麻烦，特别是孕期首次感染的，有可能传染给胎儿，并造成流产、死胎和出生缺陷等严重问题。因此，孕妇不能吃未彻底煮熟的肉类和水产品，吃火锅时要格外注意彻底加热煮熟，更不能吃生鱼或生肉，处理肉类的案板、刀具和用具要生熟分开，认真冲洗，以避免交叉污染。

除未熟透的肉类和水产品外，感染弓形虫的家猫的粪便也是重要的传染源，孕妇应尽量接触猫砂（猫的粪便），接触任何动物后都要认真洗手。

第二章

合理烹调，掌握健康吃法

吃什么食材固然重要，怎么吃也不容忽视，食物的烹调加工方式更能影响健康。富含营养的食材经过科学烹调加工，才能有助健康，如果烹调加工不合理，反而会带来健康隐患。例如，一条新鲜的鱼，清蒸、炖煮就是极好的食物，烧烤或油炸就要差很多。

烹制主食的好方法和坏方法

杂粮饭、杂豆饭，好营养

大多数人只吃白米饭，其实米饭的营养价值很低，而且米饭越白，越精细，则营养价值越低。只要稍加改动，米饭就能变成增加营养的载体。大米加入杂粮，如小米、燕麦米、黑米、大麦米、玉米碴、高粱米等，或和杂豆，如绿豆、红豆、芸豆、扁豆、饭豆、红腰豆、豌豆、眉豆、豇豆、鹰嘴豆等，做成各色杂粮饭、杂豆饭就是最好的方法。加入这些粗粮后，主食品种更丰富，粗细搭配，蛋白质互补，营养价值大增，更有助于控制血糖和体重，以及缓解便秘。

其中小米、玉米糁、黑米无须浸泡可以直接与大米混合做饭，其他杂粮和杂豆需要冷水浸泡数小时（6～8小时），或者提前煮15～20分钟，再与大米混合做饭，否则它们不能与大米同步煮熟。只要你愿意，把几种杂豆和杂粮与大米一起混合做粗粮米饭是可行的、健康的，特别适合孕妇食用。

粗粮粥，更胜一筹

白米粥最养人的说法流传已久，但其实白米粥的营养价值是很低的。经过精细碾磨的白米营养价值本来就不高，再经过长时间加热煮成粥，维生素进一步破坏。白米粥唯一的“优势”可能是容易消化，但这对胃肠健康的人并无意义，反而导致餐后血糖剧烈升高，不利于控制血糖和体重。

各种粗粮都可以与大米、糯米混合煮粥，包括小米、玉米、高粱米、黑米、燕麦米、大麦米、荞麦米、绿豆、红豆、扁豆、饭豆、腰豆、豌豆、眉豆、豇豆、鹰嘴豆等。小米、玉米、燕麦片等少数粗粮也可以单独煮粥。当然，杂粮粥中也可以加入花生、莲子等坚果，以及干枣、桂圆、枸杞子等干果。这些五谷杂粮在普通的农贸市场或超市就可以买到，根据口感随意搭配，不会搭配者，在超市能买到组合出售的杂粮包。

大多数粗粮提前浸泡数小时再煮粥（前一晚浸泡，次晨煮粥）能缩短时间，口感更好。用电饭煲煮粗粮粥比较省事，无须值守，定时即可。用高压锅煮粗粮粥要更胜一筹，时间明显缩短，营养破坏少，但需要有人值守。

煮粥加碱固然能使粗粮粥滑润黏稠，但会严重破坏营养，非常不可取。可在粗粮粥中加入糯米、黏黄米、燕麦等增加黏度，以改善口感。市售粗粮粥经常要加入糖以改善口感，在营养上并不可取。

豆浆米饭，值得推荐

用家庭自制豆浆代替水加入电饭锅中煮米饭，豆浆用量与白水相当或略多一点点就可以。外购豆浆大多加糖或糖浆，不宜用来煮米饭。豆浆米饭颜色如常，香气更浓（与豆浆中的脂肪有关），质地可口，更好吃。

豆浆米饭最大的营养好处是，大米和黄豆（豆浆）搭配后发挥蛋白质互补作用，营养价值明显提高。豆浆米饭还有一个好处是那些不习惯喝豆浆的人也能吃豆浆了。

自制豆浆后剩余的豆渣也可以加入米中煮饭，只是豆渣米饭外观粗细不等，混合不匀，口感略差。较好的做法是将豆渣混入面食，烙饼或蒸馒头等。

蛋炒饭，最佳早餐

蛋炒饭的精彩之处不限于鸡蛋和米饭，还在于各种配料，如青椒、尖椒、胡萝卜、洋葱、黄瓜等蔬菜；瘦肉、酱肉、火腿等肉类；青豆、豆腐干、香干等大豆制品；虾蓉、虾皮、扇贝丁等海鲜小食；以及花生、腰果、瓜子仁等坚果。搭配得当的一碗蛋炒饭，再配一杯牛奶或豆浆等液体食物，堪称完美早餐的典范。

做蛋炒饭好吃的关键是要用隔夜米饭（刚好适合早餐）。米饭经长时间（隔夜）放置后，淀粉回生老化，再度热炒，口感软而不黏，粒粒相隔又相连，口感最佳。做蛋炒饭健康的第一要点是油不能多。蛋炒饭应该是米饭和鸡蛋的混合香味，而不是黄乎乎、油腻腻的油香。

发酵增加面食营养

面粉发酵之后，更容易消化吸收。而且，在发酵过程中，发酵菌不但产生气体，达到膨胀、松软和出现丝窝的效果，还合成了一些B族维生素，营养价值有所提高。因此，与不发酵的饼相比，发酵的馒头、花卷、饼等在营养上更胜一筹。

很多人想当然地认为面粉发酵是很烦琐的、很难的，但其实发酵面团非常简单，只需要按照酵母粉（发酵粉）标签上的使用说明来操作即可。如果还能知道多加酵母、温水和面（但不能太热）、加糖、保温等措施能加快发酵进程的话，就称得上是发酵高手了。大多数情况下，发酵面团体积膨胀至原来的1.5倍左右，就表明面团发酵好了。

酵母粉（发酵粉）在一般超市就能买到，可以在数小时内把面发好，简单实用，易于操作。有些“发酵剂”“泡打粉”等类似的产品也能达到快速发酵的目的，但大多含有碱或矾，会破坏面粉中的维生素，不值得推荐。

全麦馒头，最简便的粗粮

与普通精白面粉不同，“全麦面粉”（全麦粉）在加工过程中尽量保留麦粒外层和靠近外层部分，包括麦麸、胚和糊粉层等，是最典型的粗粮之一。全麦面粉因为保留了麦粒中营养精华部位，富含膳食纤维、蛋白质、B族维生素和矿物质，营养价值要高于精白面粉。全麦面粉消化较慢，餐后血糖反应较低，有助于控制血糖和体重。

不过，也正是因为保留了麦粒外层这些较粗糙的部分，全麦面粉颜色偏暗，口感较粗，发酵效果稍差，保质期较短。但这些缺点并不影响全麦面粉用于制作馒头、花卷、面条、饼、豆包、包子、饺子等各种面食，其用法与普通面粉完全相同。全麦面粉在超市里很容易买到，虽然有些并不是完全的“全麦”，但总会比精白面粉粗一些。

“二合面”，面粉中掺入杂粮粉

在普通面粉中掺入荞麦面、玉米面、高粱面、黑米面、小米面等杂粮粉，“二合”“两掺”（或“多掺”）是增加粗粮摄入的好办法。口感也各有风味，并不难吃。

和面时，杂粮粉与普通面粉一般可按1：1或1：2的比例混合。酵母粉的用量不变或稍多，发酵时间不变或稍长，蒸制的时间基本不变（15分钟左右）。值得注意的是，有人为了改善杂粮馒头的口感，加入较多糖，有的还加入油脂，这其实降低了杂粮馒头或全麦馒头的健康价值。

外购杂粮馒头时要看仔细。例如，有些黄色的“玉米馒头”居然是染色染出来的，并无玉米。这些染色杂粮馒头普遍口感非常细腻，并无粗粮的感觉。

用牛奶或奶粉和面

和面时用牛奶代替水，或掺入奶粉，能使馒头、花卷、饼等面食的颜色更白，口感更劲道，并有淡淡的奶香。更重要的是，使馒头、花卷、饼等面食营养价值大增。这种做法还特别适合那些不习惯喝奶、不喝奶或喝奶腹胀的孕妇，让她们在不知不觉中增加奶类摄入。

如果担心牛奶所含脂肪多或不喜欢牛奶味道，可选用脱脂牛奶或脱脂奶粉掺入面团，还可以掺入乳清蛋白粉。除奶类外，面团中也可掺入鸡蛋。掺入这些高营养的食物后，面团发酵、蒸制如常进行即可。

蔬菜馒头，面粉中掺入蔬菜泥

和面时掺入蔬菜泥或蔬菜汁，如胡萝卜泥、南瓜泥、紫薯泥、芹菜汁、菠菜汁、彩椒汁等，不但可以蒸出彩色馒头，还提高了馒头的营养价值，此时，馒头不再仅仅是馒头，而是营养的载体。

用搅拌机或料理机制作蔬菜泥或蔬菜汁非常简单，用生榨蔬菜泥或蔬菜汁与水一起和面即可。不用这些小家电，先把南瓜、胡萝卜、紫薯等蒸熟再捣成泥加入面团亦可。

面条搭配出营养

煮面条简单方便，能做出各种口味，酸辣清淡随意，开胃且易于消化，特别适合孕早期食用。但如果不注意搭配，面条内容过于简单，比如只有面条没有配菜，或只搭配了蔬菜，没搭配肉类、蛋类或大豆制品等高蛋白食物，那么营养品质就大打折扣了。

在超市购买面条或面饼时，要特别注意标签上的配料表。大多数挂面都加了碱

（碳酸钠），使面条筋道耐煮，但对B族维生素的破坏十分严重，所以建议选购没有加碱的产品。食盐是另一种常见的添加成分，几乎所有的面条都加了食盐，所以煮挂面时要少放盐，最好煮完过水弃汤，以减少食盐摄入。配料表中有荞麦、杂粮或全麦粉，且位置排序比较靠前的荞麦挂面、杂粮挂面或全麦挂面等值得推荐。配料表中鸡蛋成分很少（位置排序比较靠后），或者只有鸡蛋香精而没有鸡蛋的“鸡蛋面”名不副实，不要信以为真。

买一款品质较好的挂面或面饼之后，精心搭配其他食材尤其重要。首先，面条调味卤汁中应加入较多蔬菜，西红柿、青椒、茄子、菜心、油菜、菠菜、木耳、香菇以及其他蔬菜都可以选用；其次是加入高蛋白食材，如鸡蛋、瘦肉、牛肉、排骨、鸡肉、虾或虾仁、豆腐干、豆腐丝等；最后是橄榄油、茶油、玉米油等高品质食用油，以及适度的调味品，如辣椒或辣椒酱、芝麻酱、炸酱、醋、酱油、鸡精、花椒粉、胡椒粉、姜粉、葱花等。

至于面条的具体做法实在太多了，打卤面、混汤面、拌面、蒸面、炒面、炸酱面……不拘一格，都不难掌握，尝试几次后很快就能学会。

水饺、馄饨、包子、馅饼，主副食混合烹调

自家制作水饺（馄饨）可以在面皮和馅料上多做文章，制成“超级营养餐”。和面时可采用部分全麦粉或荞麦粉等粗粮，再加入菠菜汁、芹菜汁、胡萝卜汁等，“染”成彩色饺子。馅料要荤素搭配，荤的食材可选用瘦肉、牛肉、羊肉、鱼虾、鸡蛋等，素的食材更是不拘一格，芹菜、韭菜、青椒、黄瓜、荠菜、大白菜、小白菜、西葫芦、香菇、冬菇、木耳等均可入馅。馅料（或汤汁）中添加初榨橄榄油、亚麻油、核桃油等不宜高温加热的植物油。饺子馅或馄饨馅的最高境界是蔬菜多、肉适量、油少品质高、味足不咸。

包子、馅饼的面皮大多是发酵的，易于消化，馅料滋味十足，品种多样。不过，外出购买馅食，特别是在街边摊点、路边小店、小包子铺等场所购买时，着实要冒

很大的食品安全风险。面皮有可能加了泡打粉（含硫酸铝钾和硫酸铝铵等禁用添加剂），肉馅有可能是边角余料，或是肉摊的碎肉；菜馅有可能是不新鲜的、没洗过的廉价蔬菜。因此，在外面购买或食用馅食时，一定不要贪图便宜和方便，要去正规的、信誉好的、自己了解的店面购买。

自制包子、馅饼等馅食不仅能保证馅料质量，干净卫生，还可以像水饺那样多做做营养文章，清淡、少油、少盐，提升健康品质。自己做包子或馅饼并不烦琐，面团发酵，拌好馅料，面皮包好馅料，直接上屉蒸熟是包子，用电饼铛或平底锅烙熟就是馅饼。用电饼铛做馅饼（或其他饼）非常简便省事，值得推荐。

除蛋炒饭、馅食和面条外，鱼片粥、瘦肉粥、蔬菜粥等也属于主副食混合烹调，即在主食类食物中引入蛋类、肉类、鱼类、大豆、蔬菜等，谷类与其他食物搭配食用，可以发挥蛋白质互补作用，提升一餐的营养价值。

煮红薯、鲜玉米、麦片粥，最好的早餐主食

马铃薯（土豆、洋芋）、红薯（甘薯、地瓜）、紫薯、芋头、山药等薯类是“双栖明星”，纵横主食和蔬菜两界，既类似粗粮，又不输于普通蔬菜。作为早餐时，以一顶二。薯类蒸、煮、烤、炒或掺入面食或煮粥的烹调方式，最适合孕妇。炸薯条、炸薯片、粉丝、藕粉等孕妇应尽量少吃。

鲜玉米是未完全成熟的玉米鲜品，煮熟即可食用。鲜玉米也兼具谷类和蔬菜的营养特点，再搭配牛奶、酸奶、鸡蛋或豆浆等高蛋白食物，就是非常好的早餐。除水煮后直接啃食外，还可以把鲜玉米粒扒下来烧汤、煮菜、煮粥、炒饭、凉拌、打浆等，想怎么吃就怎么吃。

燕麦片健康名声远播。燕麦含脂肪较其他谷物多，香味较浓，又含有可溶性的β-葡聚糖，黏度较大，故适合加工成麦片，煮粥食用。纯燕麦片是燕麦粒轧制而成，呈扁平状，外形完整。纯燕麦片本身就是全谷，属于粗粮，营养丰富，是最值得推荐的早餐谷物之一，在超市里很容易买到。燕麦片可以单独煮粥，也可与大米一起煮粥，

还可以与牛奶或豆浆混合加热煮熟后食用。很多加工更细碎一些的速溶型燕麦片食用更方便。

不过，超市里大行其道的营养麦片、早餐麦片大多并非燕麦片，大多是用玉米、大米、麦麸、糯米，再加油脂和糖“调制”出来的，有的只含很少的燕麦片，有很多根本不含燕麦成分，其营养价值大大低于纯燕麦片，不是值得推荐的早餐谷物。选购麦片时不要只看产品名称，还要注意产品标签上的配料表，看看里面是否有燕麦，以及燕麦的位置排序如何。如果没有“燕麦”字样，或者燕麦排序并不靠前，就不是好的燕麦片。

加油主食，一律少吃

油条、麻花、油饼、方便面、葱油饼、汉堡包等是典型的加油主食，面包、饼干、蛋糕、酥饼、炸糕等是又加油又加糖的主食。这些食物经常被人视为“零食”，但其实是不折不扣的主食。这些加油主食能提供大量能量，脂肪含量很高，营养价值较低，而且大多需要经过高温加工（煎炸、烤、烘焙等），会产生有害物质，如丙烯酰胺、晚期糖基化终末产物（AGEs）等。因此，孕妇都应该尽量少吃或不吃这些加油主食。

2005年卫生部发布的第4号公告指出，淀粉类食品在高温（>120℃）烹调下容易产生丙烯酰胺。而动物试验结果显示，丙烯酰胺是一种可能致癌物。检测数据表明，炸薯条、炸薯片、方便面、油条等油炸食品都含有较多的丙烯酰胺。因此，卫生部建议，应尽可能用蒸、煮等不超过120℃的方法来烹饪淀粉类食品（主要是谷类和薯类等），改变喜吃油炸和高脂肪食品的饮食习惯。

加碱主食，破坏营养

除添加油脂外，还有很多主食添加了碱（碳酸氢钠、碳酸钠、泡打粉、“快速发酵剂”、明矾等）。加碱的目的是使油条、油饼、酥饼、点心等油炸食物膨化、疏松，快速达到发酵的效果；使挂面、切面（注意这种食物）、米粉等更筋道、抗煮；使米粥或豆粥更容易煮烂，口感更黏稠、润滑。但加碱严重破坏B族维生素，几乎一扫而光。因此，加碱在营养上特别不可取。

烹制蔬菜的营养学问

烹调决定蔬菜营养

人人都知道蔬菜有营养，但很多人不知道，烹调处理对蔬菜营养价值有决定性影响。因为蔬菜中很多营养成分，如维生素C、叶酸、钾等营养成分都很“娇嫩”，要么容易随水分流失，要么容易被高温加热破坏。一般炒菜会损失40%，加工方法不得当会损失80%。另一方面，某些蔬菜中的有害物质，如菠菜中的草酸、鲜豆角中的凝集素、很多蔬菜中的农药残留等，应该通过正确的烹调方法加以破坏、去除，否则会引起食物中毒或影响消化吸收。

蔬菜应先洗后切，以减少维生素和钾等从伤口流失，有助于保留更多营养；蔬菜切得太碎，或切完再洗，容易使维生素和钾等水溶性营养素流失严重。

猛火快炒，缩短加热时间，也有助于保留更多营养；炒菜“过火”，或小火慢炖，这些长时间加热烹调方式容易破坏维生素。

菠菜、苋菜等含较多草酸的蔬菜先焯水再烹调，能去除大部分草酸；焯水还有助于去除农药残留；焯水时虽然也损失一些水溶性的营养素，但在接下来的烹调中使加热时间缩短，减少了营养素进一步损失，故一般不会使总损失增加。因此，蔬菜先焯水再烹调是可取的，尤其芹菜、蒜薹、西蓝花、菜花等质地较硬、难以快速炒熟的蔬菜。当然，正确的焯水方法也很重要，开水下锅，水不宜少，火要猛，尽量缩短焯水时间，以减少营养素流失。

要牢记烹调时破坏蔬菜营养的两个关键因素是加热时间和水。加热时间越长，水越多，则营养损失越大。所以烹调蔬菜应尽量多采用快炒、蒸、微波炉等方式，少采用炖煮、煲汤（长时间加热）。而且，不论采用何种方式都不要“过火”。

绿叶蔬菜十种吃法

孕妇食谱中要增加绿叶蔬菜，每天200克~350克。北方很多地区都缺乏经常或天天吃绿叶蔬菜的习惯，尤其是冬春季节。很多人觉得绿叶蔬菜不好吃，其实，绿叶蔬菜能烹制出非常可口的菜肴。

1.清炒或素炒

清炒或素炒是最简单的烹调方法之一，适用于油菜、小白菜、菜心、莜麦菜、空心菜、莴笋叶等多种绿叶蔬菜，如清炒菜心。先把这些绿叶蔬菜洗净切段（尽量切长段），然后热锅下油，油热后投入绿叶蔬菜快炒，同时加鸡精、食盐或生抽等调味品。清炒或素炒吃的主要是绿叶蔬菜本身的味道。

2.蒜炒

蒜炒是在清炒的基础上，增加大蒜爆锅环节，即热锅下油，油热后先放入大蒜（切片或切末）爆香，然后再放入绿叶蔬菜快炒调味。茼蒿、芥蓝、芥菜、木耳菜、紫菜薹、豌豆苗等有特殊气味的绿叶蔬菜特别适合蒜炒，其他大部分绿叶蔬菜亦可采用，吃的是蒜香与绿叶蔬菜的混合味道，如蒜末炒茼蒿。当然，用姜、花椒、豆豉、辣椒、辣椒酱等加重调味也是可以的。

3.做汤

绿叶蔬菜做汤也是最简单的吃法之一，如菠菜汤。水煮开，加入油、盐、姜、葱、鸡精、生抽、醋等调味品调味，放入绿叶蔬菜（菠菜、苋菜、空心菜等要先焯水），快速煮熟即可。适用于小白菜、木耳菜、菜心、生菜、莜麦菜、西洋菜、莴笋叶、空心菜等多种绿叶蔬菜。

4.先煮后拌

先煮后拌适合烹制多种绿叶蔬菜，最典型的是蚝油生菜、白灼芥蓝等。水烧开，放入绿叶蔬菜煮熟捞出，沥干水分，然后根据自己的喜好，拌以耗油、酱油、芝麻酱、花生酱、蒜蓉酱、辣椒酱、大酱、甜面酱、牛肉酱、蘑菇酱、沙茶酱、海鲜酱等各种酱汁，以及食用油等即可食用。

5.先蒸后拌

先蒸后拌更能减少营养素流失，适合烹制多种绿叶蔬菜，如蒸油菜。绿叶蔬菜洗净，放入已经烧开的蒸锅笼屉，几分钟（油菜需要3～4分钟）蒸软后取出，沥干水分，拌以各种自己喜欢的酱汁食用。为了进一步减少营养流失，可以把绿叶蔬菜切碎与少量面粉和调味品混合（菠菜、苋菜、空心菜等要先焯水），撮成蔬菜丸子，再上屉蒸，以免水分流失。

6.蔬菜沙拉

蔬菜沙拉是西式吃法，适用于一些味道较淡的绿叶蔬菜，如生菜、莜麦菜、莴笋叶、苦菊等。要注意沙拉酱或千岛酱是双刃剑，因为它们主要成分是油脂。少量使用是有益的，能促进胡萝卜素、维生素K等营养物质的吸收，但大量食用则危害健康，会导致脂肪摄入过多。与蔬菜沙拉相对应的中式吃法是生拌蔬菜，但也要注意油和盐宜少不宜多，醋、姜粉、辣椒等无油、无盐的调味品可以适量多用，如生拌穿心莲。

7.炒肉

绿叶蔬菜炒肉是荤素搭配的吃法，适合烹制各种绿叶蔬菜，如肉丝小白菜。热锅下油，油热后先放入葱姜蒜等爆香，然后放入肉丝煸炒的香味，再放入绿叶蔬菜翻炒，最后调味即成。另一种做法是肉丝或肉片先用水煮熟（或用油滑熟），再与绿叶蔬菜一起下锅炒。绿叶蔬菜炒肉荤素搭配，不但营养更好，而且借用肉的香味还能改善蔬菜的口感，适合不太爱吃绿叶蔬菜的人。

8.炒鸡蛋

绿叶蔬菜炒鸡蛋也是荤素搭配且更为简捷的吃法，适合烹制韭菜、菜心、油菜、菠菜（先焯水）、木耳菜、小白菜、茼蒿、小葱和紫菜薹等。韭菜炒鸡蛋最为经典。先把鸡蛋炒好盛出，再起锅放油炒绿叶蔬菜，然后放回炒好的鸡蛋，翻炒混合调味即可。需要注意的是，油不要多，盐更要少。

9.蘸酱

绿叶蔬菜蘸酱只需清洗，无须烹调。苦菊、小白菜、生菜、莜麦菜、芹菜叶、小葱、萝卜缨、萝卜苗、鸡毛菜（油菜苗）、莴笋叶、香菜、苦菜等都适合这样吃。酱汁可选用大豆酱、甜面酱、蒜蓉辣酱、海鲜酱、虾酱、牛肉酱等。现在超市里还有售专门的蘸料酱。

10.做馅儿

绿叶蔬菜做馅儿烹制饺子、馄饨、包子、馅饼等，操作稍复杂，但最为可口。菠菜、油菜、小白菜、菜心、生菜、韭菜、莜麦菜、芹菜叶、莴笋叶、西洋菜、萝卜缨、小葱、荠菜等都适合做馅儿。

如何去除蔬菜中的农药残留

为增加产量，农业生产现在几乎离不开农药。所谓农药残留是指施用农药后，在食品表面及食品内部残存的农药及其代谢产物、降解物或衍生物。食用含有残留农药的食品，大剂量可能引起急性中毒或慢性中毒，低剂量长期摄入可能有慢性中毒作用以及致癌、致胎儿畸形、致基因突变作用。所以，农药残留一直是引起高度关注的食品安全因素。

为去除蔬菜、水果可能存在的农药残留，食用蔬菜、水果前，可以采取以下措施，这些去除农药的措施虽然也会损失一些营养素，但为孕妇及胎儿安全起见，仍然是值得的，利大于弊：

①去皮或去壳，这是去除农药残留效果最好的方法。

②流水冲洗或简单清洗后再浸泡15分钟左右。首先要用流水冲洗蔬菜、水果的表面，然后再浸泡，否则效果较差。

③用专门的果蔬洗涤剂清洗。洗涤剂有助于洗掉一些脂溶性农药，这些农药难以溶解在水中，仅仅水洗效果较差。

④烫漂或焯水。这是去除蔬菜中农药残留的可靠方法之一，不但能去除蔬菜表面的农药残留，还能去除一部分蔬菜内部的农药残留。

⑤除这些方法外，用热水洗、用臭氧（消毒机）分解等亦有助于去除农药残留。

不过，不论何种方法，去除的都主要是蔬菜、水果表面的农药残留，而且只能去除一部分（15%~70%）。吸收到蔬菜、水果内部的农药残留，是很难去除的。因而选择没有农药残留或农药残留较少的有机食品、绿色食品更为有益。

烹制肉类鱼虾的好方法和坏方法

油炸肉类和鱼虾，毁坏营养

油炸使食物“吸入”大量脂肪而含有极高的能量，容易导致能量过剩和体重增长过快。高温破坏了肉类中原有的维生素，使营养价值降低。油脂反复高温加热，会发生氧化、裂解、聚合等一系列反应，生成复杂的有害物质，如反式脂肪酸、丙二醛等。高温油炸还破坏鱼类中最受关注的成分——DHA。因此，孕妇食谱应避免油炸或“过油”的肉类。

烧烤肉类，可以致癌

炭火烧烤肉类的烟雾中和烤肉上会产生大量致癌物质——多环芳香烃。多环芳香烃是最早被认识的，也是至今最重要的、数量最多的化学致癌物，一共包括400多种具有致癌作用的化合物，其代表成分是苯并（a）芘。苯并（a）芘既可以通过烤肉进入消化道，也可以通过烤肉的烟雾进入呼吸道。苯并（a）芘是高活性致癌剂，进入身体后转化为环氧化物后，具有明确的致癌作用，可引起实验动物包括消化道癌症（如肝癌、食管癌和胃癌等）在内的多种癌症。在动物实验中，苯并（a）芘不但会致癌，还会毒害胚胎，造成畸形。

炭火烧烤肉类是作用最明确的致癌食物之一，孕妇应该少吃。街头烧烤卫生状况糟糕，假肉劣肉流行，乱用亚硝酸盐、“羊肉精”“牛肉精”等添加剂，孕妇更不应该吃。

总之，高温煎炸和烧烤堪称不良烹调方式的集大成者。孕妇最好避免食用油炸或烧烤食品，多采取清蒸、清炒、炖、熬、氽、滑溜等方法烹制菜肴。

生吃鱼虾，感染寄生虫

淡水鱼虾、螺类经常寄生各种肉眼无法看见的虫子或虫卵，如肺吸虫、肝吸虫、异形吸虫、管圆线虫、阔节裂头绦虫等。这些寄生虫会随淡水鱼生、刺身进入人体，生长繁殖，造成严重损害。因此，鲩鱼、鲤鱼和鲫鱼等淡水鱼类、虾类和螺类是不能生吃的，必须煮熟热透。饭店供应淡水鱼生、刺身是违反餐饮管理规定的不法行为。

与淡水鱼虾相比，海水鱼虾、贝类感染寄生虫的情况要少一些，但也不是绝对安全。三文鱼、鳕鱼、鲭鱼、乌贼等都有可能感染异尖线虫，这种寄生虫进入人体后主要损害胃肠道，引起炎症和过敏。三文鱼因为曾经在淡水、半咸水里生活过，有更多感染寄生虫的机会，如裂头绦虫等。因此，生吃处理不当的海水鱼虾，也会招致寄生虫感染，孕妇应该避免。

用酱油、芥末、醋做调料都不足以杀死寄生虫，高温加热即煮熟是杀死寄生虫最有效的方法，冷冻也可以杀死异尖线虫。美国、欧盟都有相关规定，鱼肉要在-20℃冷冻一段时间方可生食。有报道说，海水鱼消费大国日本并没有类似规定，所以感染异尖线虫的病历很多。我国也没有类似的规定。

生熟不分，感染弓形虫

弓形虫是一种非常特殊的寄生虫，形体很小，肉眼看不见，可感染包括人在内的各种恒温动物，如猫、狗、牛、羊、猪和鸟类等。感染后，弓形虫寄生在肌肉和内脏中，但猫比较特殊，可以从粪便排出弓形虫“囊合子”，成为重要的传染源。人接触被感染猫的粪便，或食用被感染的肉类，就会直接或间接通过胃肠道感染弓形虫。

普通人或动物感染弓形虫后，大多数没有临床症状，或者症状很轻微，一般不会引起注意，也没有诊治，往往可以自愈。但孕妇是例外，孕妇感染弓形虫可能招致麻烦，有可能传染给胎儿，并有可能造成流产、死胎和畸形等严重问题。因此，孕妇应该关注弓形虫感染，特别是在孕早期。有些地区已经开展针对孕妇弓形虫的筛查。有研究报告，如果孕妇在怀孕前已经感染过（获得免疫力），就不再有传染胎儿的机会。

动物感染弓形虫的概率是比较高的，有调查显示，羊群中弓形虫的感染率大概是61.4%。因为弓形虫主要寄生在肌肉和内脏中，所以肉类中有弓形虫的概率较大。肉类弓形虫的另一个来源是直接或间接被受感染猫的粪便污染。总而言之，吃生肉意味着较大的感染风险。其实，吃生肉面临的健康风险又何止弓形虫呢？绦虫、线虫、吸虫等多种寄生虫以及细菌、病毒等均可通过吃生肉感染。

加热煮熟是避免弓形虫或其他寄生虫感染的关键，所以孕妇不要贪图嫩滑食用生肉或未煮熟的肉类。生肉和其他食材分开也很重要，比例涮火锅时生肉应该和蔬菜分开涮。处理肉类的案板、刀具和用具也要生熟分开，以避免交叉污染。接触过生肉类的手以及菜板、刀具等用品要用肥皂水和清水冲洗。蔬菜在食用前要彻底清洗，因为蔬菜有可能被受感染猫的粪便污染。

蒸、炒、炖、煮，有助营养

与煎炸、烧烤或生吃等极端方式相比，蒸、煮、炖、炒等温和处理食物的烹调方式更可取。蒸、煮和炖的烹调温度在100℃左右，既可以杀死致病菌、寄生虫等病原，又可以使蛋白质充分变性，容易消化吸收，同时对维生素的破坏较轻。对于家庭烹调来说，还意味着油烟较少，不污染室内空气，一举多得。普通炒菜的温度在150℃左右，也低于油炸或烧烤。但爆炒或油冒烟甚至燃烧时，温度比油炸有过之而无不及，对烹调油和食材营养的破坏都很严重，并不可取。所幸这种高温炒的时间较短，大多很快出锅或加水降温。

新鲜鱼类最宜蒸，蒸鱼的调料不用太复杂，姜、葱、生抽、油等几样即可。用蒸鱼豉油代替普通生抽味道更佳。不太新鲜的鱼类适合“焖”法。家常焖鱼也很简单，热锅下油，油热后放入鱼肉块，略煎片刻后放入调味汁（由酱油、白糖、醋、大蒜、葱花、姜粉、花椒粉等组成）爆香后再加入适量清水，使鱼肉几乎全部没入水中。大火烧开，小火慢炖，收汁后加适量味精出锅。如果咸味不足，还可以补放少许食盐。更简单的焖鱼方法是到超市购买专门用来焖鱼的复合调料包，如酸菜鱼调料包等、红烧鱼调料包等，把它们和鱼块、清水一起下锅，大火烧开，小火慢煮，15分钟左右，收汁，出锅即成。

新鲜虾类或海鲜适合水煮或蒸，海产品大多有咸味，一般无须再加盐。不太新鲜的虾类或海鲜适合红烧或用辣炒的方法烹调。

肉类适合炒，可切薄片、肉丝或肉末，油温不用太热，否则口感反而发硬。下锅之前先用生抽、味精等腌渍，再裹以淀粉，可避免肉质发硬。餐饮机构常先把腌渍好的肉类经过“滑油”（也称“过油”）处理后再炒制，以获得细嫩口感。但这种类似油炸的处理方式不够健康，家庭烹调时可用“水滑”代替，即先把腌渍好的肉丝或肉片投入沸水中煮一下再炒制。较大肉块、排骨等适合炖煮，加热时间较长才能煮烂。烹调肉类不要先放盐，否则肉质发硬，盐要后放或等出锅之前再放。

涮肉、火锅是易于消化吸收的烹调方式，加热温度较低且无须加油，但问题是，人们为了口感香嫩普遍选择肥牛、肥羊、五花肉，它们含有较多饱和脂肪与胆固醇，不够健康。

鱼丸、肉馅，易于消化

把鱼肉拍碎，剁或搅打成鱼丸，调味后下沸水锅“汆”一下，营养丰富，口感细嫩，易于消化。鱼肉水分较多，纯鱼肉鱼丸发软发散，口感不佳，最好掺入一些瘦猪肉、瘦牛肉或瘦羊肉，不但鱼丸口感富有弹性，而且味道更鲜美。其实，猪肉和牛羊肉也特别适合汆丸子，口感好，易消化。那些缺乏烹制牛肉或羊肉经验的人，可以把牛羊肉搅打或刀剁成肉泥，调味后汆成肉丸放入沸水中，无须再加油盐即可食用。

各种肉类均可搅打或刀剁成末，加入适量水、油、盐和各种调味料，搅拌成肉馅。还可以掺入各种蔬菜末，混合后包饺子、馄饨、包子或烙馅饼。鱼泥、虾泥、肉泥还可以混入蛋液中蒸蛋羹，也非常易于消化。

值得注意的是，超市里出售的鱼丸、虾丸和肉丸往往名不副实，肉类比例太低，肥肉、淀粉、胶、肉味香精是主要成分，脂肪含量高，营养价值很低。虽然廉价，口感也好，但不建议孕妇选用。

微波炉、高压锅，留住营养

虽然微波炉破坏营养、影响健康甚至致癌的说法一直存在，但这是不折不扣的谣言。微波加热食品对维生素有破坏，但与炒、蒸煮或油炸等其他烹调方式相比，微波炉破坏营养较少而非较多。至于微波炉损害健康或致癌的说法也尚无定论。

高压锅使烹调温度增加至108℃～120℃，与炒、煎炸或烧烤相比，这个温度较低，营养破坏较少。高压锅还能缩短加热时间，使肉类原料快速成熟，减少营养素破坏。因此，使用高压锅有助于保留更多营养素，值得推荐。高压锅不但可以用来煮肉，也可以用来做米饭或米粥。

肉搭配豆腐，营养大增

虽然豆腐等大豆制品所含蛋白也是一种优质蛋白，但甲硫氨酸的含量偏低，肉类或者蛋类蛋白质恰好含有较多的甲硫氨酸，两者混合食用后，氨基酸取长补短，更符合人体需要，营养价值更高。

豆腐大致有南（方）豆腐和北（方）豆腐两种，南豆腐色泽白，非常嫩，水分多，多成盒出售，适合做汤或凉拌，但不太适合炒菜。而北豆腐则相对发黄，比较老，大多一块儿一块儿地出售，可以用来炒菜或炖菜。

适度调味，好吃不失健康

调味不仅作用于我们的舌尖，让我们感受各种食物的味道，它还作用于我们的身体，影响到健康。调味品（调料）是中式烹调中必不可少的原料，而且花样繁多，有愈演愈烈之势。

盐多为祸，控盐有助健康

食盐，即氯化钠（NaCl），能提供咸味，咸味是食物最基本的味道之一。钠是人体所需重要矿物质之一，是维持人体内环境稳定的关键物质。缺钠会导致明显衰弱、乏力，甚至虚脱、休克而危及生命。

缺钠万万不可，但并不意味着要多吃盐。人体正常情况下需要的钠极少，估计有1克食盐就够了。但考虑到调味的需要，膳食指南建议成年人每天别超过6克食盐。而大部分中国居民实际摄入食盐量超过这个数值的2倍，北方地区居民尤其“嗜盐”。盐摄入过多容易引起高血压，研究表明，如果你每天比别人多吃2克食盐，血压就会比别人高2mmHg（收缩压）。

我国是不折不扣的高血压大国。根据卫生计生委2015年6月发布的最新数据，中国成年人高血压患病率高达25.2%，也就是说每4个成年人中就有1人患高血压。我国高血压的一个显著特点是“盐敏感型”占60%，可大致理解为60%的高血压患者与吃盐多有关。妊娠期高血压也与吃盐多有一定关系。

减少食盐摄入量，吃得淡一点儿再淡一点儿。但很多时候，仅仅感觉淡是不够的，太主观，每个人“淡”的标准不一样，而且即使菜肴比较淡，但如果吃菜肴量比较大，那么食盐的摄入量仍会较多。

控制食盐摄入量应采取强有力措施，即烹饪时使用可定量的盐勺，每勺2克。膳食指南建议每人每天吃6克食盐，相当于每人每餐2克，即1勺。定量2克的盐勺在很多超市和网店均有出售。在每餐烹调之前，先计算本餐总的用盐量，假设3口人吃饭，那么就是3勺盐，不论烹制几个菜肴，都不要超过这3勺盐。当孕妇出现水肿或高血压时，更应减少食盐摄入，每天吃3克～4克。

选用“低钠盐”也是控盐的重要手段。所谓“低钠盐”是指钠含量减少约30%的食盐，咸度基本不变。低钠盐在生产过程中用钾代替钠，故实为“低钠高钾盐”。钾是人体所需重要矿物质之一，生理功能很重要，包括降低血压。低钠盐在很多大型超市有售。

控盐还要警惕“隐形盐”。“隐形盐”是指食盐之外那些带有明显咸味的调味品和食品，如酱油、大酱、虾酱、肉酱、豆豉、腐乳、味精、鸡精、咸菜、榨菜、腌菜、虾皮、海米等。碱面（碳酸钠）、小苏打（碳酸氢钠）也含有很多钠，也属于隐形盐。这些食品要么含有较多食盐，要么含有较多钠，比如20毫升酱油含有3克食盐，20克大酱含有3克食盐，5克味精钠含量相当于1克食盐。当食用这些食品时，应少用食盐。

很多加工食品都含有大量的钠（或食盐），如饼干、挂面、火腿肠、小零食、油炸食品、饮料、肉松、牛肉干等。

一瓶酱油的营养学问

酱油是我国居民普遍使用的一种液态调味品，有生抽、老抽、豉油、鱼露、日本酱油等多个产品类型。生抽颜色淡，咸味重，多有鲜味，适合一般炒菜或凉拌。老抽颜色重，大多加入焦糖色素，适合红烧等浓色菜肴。豉油是广东和广西一带的叫法，又分为普通豉油、蒸鱼豉油等不同类型。鱼露又称鱼酱油，是潮汕、福建和东南亚一带的叫法，又咸又鲜。

这些酱油产品按照国家标准可分为两大类，即酿造酱油和配制酱油。酿造酱油是以大豆或脱脂大豆、小麦或麸皮为原料，经微生物发酵制成的。配制酱油是在酿造酱油的基础上，加入酸水解植物蛋白调味液、食品添加剂等配制而成的。显而易见，酿造酱油的品质远胜于配制酱油，孕妇应尽量选用酿造酱油。按照国家标准的要求，酱油产品必须在标签上注明是“酿造”还是“配制”。

“氨基酸态氮”含量是衡量酱油品质的关键指标，也必须在酱油产品标签上注明。氨基酸有营养价值，且氨基酸态氮含量越高则酱油鲜味越浓，越好吃。选购酱油应选择“氨基酸态氮”含量高的。合格酱油“氨基酸态氮”最低不得低于0.4克/100毫升；“特级酱油”的氨基酸态氮能达到0.8克/100毫升；某些“一品鲜酱油”甚至达到1.2克/100毫升。除“氨基酸态氮”外，购买酱油还一定要选择正规厂家的合格产品，其包装上应该有“QS”（生产许可）专用标识。这是保证购买安全酱油的第一关，不要购买散装酱油。

酱油中含有较多食盐，咸味较重，烹调时要少用或不用食盐，以免食盐摄入过量。酱油不但有咸味，还有鲜味，很多酱油产品已经加入谷氨酸钠（味精）、核苷酸等物质“调鲜”，所以烹调用酱油时就要少用或不用味精、鸡精等。当用酱油代替部分食盐时，酱油的营养价值得以体现，因为它比食盐更有营养，能提供氨基酸、B族维生素、钾等营养物质。

加铁酱油又称“铁强化酱油”，是指额外添加了铁的酱油，其基本成分和食用方法与普通酱油相同。加铁酱油中添加的是“依地铁”（NaFeEDTA），目的是增加铁摄入，预防缺铁性贫血，特别适合孕妇食用。加铁酱油在很多大型超市有售，其标签上有专门的强化铁酱油标识，消费者购买时要认准该标识。

除酱油外，大豆酱、甜面酱、豆瓣酱、虾酱、牛肉酱、蘑菇酱、腐乳汁、蚝油、豆豉、蒜蓉辣酱等多种酱汁也常用于烹调。这些酱汁有一定营养价值，能提供一些蛋白质或氨基酸、B族维生素和矿物质，但也含较多盐或钠。少量食用酱汁调味开胃，是有益的，但过多食用则危及血压，有的还含有亚硝胺等致癌物质。中式餐食调味花样百出，但浓油赤酱总体不健康，带有咸味的各种酱汁都应节制使用。

合理用油，减少隐患

不论何种油脂，其用途主要是调味增香，改善口感，促进食欲。孕妇应减少食用油摄入总量，增加食用油摄入品种，特别是橄榄油、茶油、高油酸菜籽油、亚麻油、核桃油、芝麻油等“小品种油”。

食用油摄入严重过量是目前城市居民普遍存在的问题。动物油、棕榈油、氢化油、椰子油等低营养、低成本的食用油在加工食品中广为使用。食用油的健康隐患还与烹调加工有关。在很多餐饮机构或加工厂，油炸、过油等工艺会使食用油反复高温加热，脂肪酸很快氧化破坏，发生非常复杂的化学反应，生成有害物质，甚至包括一些致癌物，“地沟油”由此产生。自家烹制油炸、过油食物也会产生有害物质，高温爆炒生成大量油烟，都会危及健康。因此，孕妇食谱应拒绝油炸。

食用油摄入要多样化，既可以换着吃，也可以混着吃，但烹调用油的最高境界是做什么菜用什么油，根据不同烹调方法来选用不同的植物油。比如，凉拌菜肴选用亚麻油、特级初榨橄榄油、核桃油、芝麻油、紫苏油等“娇嫩”的植物油；煲汤、蒸煮、做馅儿等（烹调温度在100℃左右）选用初榨橄榄油、亚麻油、核桃油、葡萄籽油等怕高温加热的植物油；炒菜则选用精炼橄榄油、茶籽油、高油酸菜籽油、花生油、大豆油、玉米油、葵花籽油等不怕高温加热的植物油；高温爆炒或油炸则选用一级茶籽油、一级花生油、一级大豆油、一级菜籽油等不易发烟的植物油。

烹制菜肴时油温不要过高。不要等油锅冒烟再加入原料，当油锅发热但还没出现滚翻或波纹时就可以炒菜了。此外，不要先放油再热锅，而要“热锅凉油”，即先把锅烧到很热再倒油，然后直接炒菜。存放烹调油要隔绝空气、水汽和避光。购买小包装，现买现用，避免长时间放置。小油壶要定期清洗，保持清洁。

其实，即使不放植物油，也可以烹制出香味浓郁的菜肴。用花生、腰果、核桃、榛子、松子、南瓜子等坚果增加菜肴香味，是一种古老而健康的烹饪方法。把这些坚果打碎或研末，然后酌情混入菜肴或面点中，不必再放油，利用坚果中固有的脂肪增加菜肴香气。注意，油炸花生米、油炸腰果等菜肴虽然很香，但不在此推荐之列。

芝麻酱美味可口，常用于凉菜调味汁、涮羊肉调味酱和拌面条，也用于花卷、烙饼、火烧等面点中。芝麻酱富含蛋白质、脂肪、维生素和矿物质，营养价值较高，特别是钙含量很高，1大勺芝麻酱可提供成年人每天所需钙的1/4。花生酱的用法与芝麻酱相仿，但营养价值往往不如芝麻酱。

沙拉酱大多用植物油加鸡蛋黄制成，主要用来拌食蔬菜沙拉或水果沙拉。但沙拉酱必须少放，否则看似健康的蔬菜或水果沙拉将变身为高热量、高脂肪、高胆固醇的食物。沙拉酱进一步添加其他原料，可以制成风味各异的千岛酱、和风酱等，也用于拌食沙拉，宜少不宜多。

酸味有助健康

醋是健康食品之一。醋酸可以刺激胃酸分泌，增加食欲，有助消化。醋还有助于加强消化液的酸度，创造适宜的酸性环境，使食材中更多的钙、铁等矿物质溶出，从而提高这些矿物质的吸收率。醋酸、苹果酸、柠檬酸等有机酸促进铁吸收的效果十分明显，对防治缺铁性贫血有益。

烹调时，加醋能保护食材中的维生素C、B族维生素等，使之免受破坏或较少破坏。这是因为维生素C、维生素B_1、维生素B_2、维生素B_6等在酸性条件下更稳定。此外，烹调加醋还可以杀菌，有助于食品卫生。

酸味能强化咸味，即在不增加食盐的前提下，能使咸味更重。酸味还能增强味精的鲜味，用较少味精即可达到同样鲜度。烹调加醋之后就可以少加食盐和味精，所以酸能减盐。与酱油不同，醋含盐不多，本身也不咸，但能通过味觉作用强化咸味或鲜味，故为减盐良策。

陈醋（黑醋）和白醋（米醋）是最常见的两种醋。山西老陈醋、镇江香醋则是闻名全国的地方名醋，前者浓郁，后者香甜。不论何种醋，其主要成分都是醋酸。根据醋酸来源不同，又分为酿造醋和配制醋。酿造醋的醋酸来自糖类发酵，配制醋的醋酸则主要来自食品添加剂。配制醋品质远不如酿造醋，唯一优势是成本低、廉价，但以次充好的情况很普遍。按照国家标准的规定，醋类产品应该在标签注明是“酿造”还是“配制”。

苹果醋、山楂醋等水果醋听起来很美好，但产品质量参差不齐。有的苹果醋是用苹果汁加醋酸勾兑，还有的苹果醋居然是用普通白醋兑上苹果味香精配制的。质量好的苹果醋是发酵酿造的，还会注明苹果汁的含量。水果醋最宜凉拌菜肴，有些稀释后可以直接饮用。要注意市售果醋饮料并不是纯的果醋，而是果醋稀释后加上一些糖和其他添加剂配制而成的。它们是饮料，而不是醋。

除米醋、陈醋、香醋等各种醋之外，番茄酱、番茄沙司也能提供酸味。番茄酱是把鲜番茄（西红柿）做成浓缩酱状，常用于烹调鱼类、肉类等食材，一般不直接吃。

纯番茄酱通常不添加调味品和添加剂，味道就是煮番茄浓缩后的味道，偏酸偏涩，不是很好吃。于是便有了番茄沙司。番茄沙司是在番茄酱的基础上，添加了油、盐、糖、增味剂、增稠剂、肉汤、香辛料等各种调料，既可用于烹制各种菜肴和面点，也可以直接吃，如炸薯条蘸番茄沙司。

总体而言，番茄酱和番茄沙司是值得推荐的调味品。它们都富含番茄红素，而且番茄酱或番茄沙司中的番茄红素比直接吃番茄吸收得更好。番茄红素具有较强的抗氧化作用，能清除体内的自由基。番茄酱和番茄沙司也含有番茄中原有的维生素C，以及添加的酸味物质，用来配菜不但开胃，还可以帮助铁吸收。

辛辣刺激，喜忧参半

香辛料是一大类十分常用的调味品，它们对健康的影响也十分复杂。辣椒、大蒜、姜、葱、芥末、胡椒、咖喱（主要成分是姜黄）等促进健康的作用得到了广泛肯定，在烹调时可以酌情使用。虽然孕期饮食主张多清淡少刺激，但并没有证据表明，这些辛辣刺激的调料对胚胎有害。

花椒、桂皮、八角、茴香，以及其他一些类似中药材的香辛调料对健康的影响则褒贬不一，研究结论存在颇多争议。孕妇宜少用此类香辛料。五香粉、十三香、料酒、烤肉酱等复合型的香辛调味料对健康的影响难以评价，但因为通常用量很少，估计对孕妇影响不大。

鸡精、味精，有传闻无大碍

“鲜”是继咸、甜、苦、酸之后被人类感知的第5种味觉，是一种难以描述、只可意会不可言传的“高级”味觉。过去鲜味主要来自“高汤”或“上汤”，后来味精开始普及，鸡精随后出现，鲜味变得简单、廉价。

关于味精和鸡精有害健康的传闻有很多，包括不孕不育、影响宝宝智力等，但这些说法都没有真凭实据。味精或鸡精是安全的。如果非要说不利于健康的话，那就是味精或鸡精吃多了会口干口渴，因为它们都含有钠，相当于食盐。

味精是以玉米淀粉为原料，利用发酵工艺制成的谷氨酸单钠结晶，99%以上的成分是谷氨酸钠。谷氨酸是人体需要的氨基酸之一，存在于几乎所有食品当中。钠是食盐的主要组分。联合国粮农组织（FAO）和世界卫生组织（WHO）食品添加剂委员会早就认定，味精是一种安全的物质。

鸡精是味精的“升级版”，成分更复杂，味道更丰富，口味协调性好。鸡精主要鲜味成分是味精和核苷酸，后者是肉类食物中天然存在的鲜味物质，但鸡精产品中添加的核苷酸一般并不是从肉类中提取的，而是通过生物工程技术制得的。所以，“鸡精”并非鸡肉精华，“鸡精无鸡”也就不足为怪了。某些高档鸡精产品的确添加了鸡肉、鸡干粉、鸡油、蔬菜粉等，但用量极小，营养价值其实微乎其微。因此，诸如“鸡精比味精更安全”“鸡精是天然的，而味精是合成的”之类的宣传实不足信。

如果你留意超市调味品货架，除鸡精、味精之外，还会发现形形色色各种袋装调味品，如浓汤宝、玉米香菇羹、牛肉蘑菇汤、酸辣汤调味料、麻辣豆腐调味包等。它们是复合调味料，由多种调味料组合而成，既包括最基本的味精、增味剂、糊精、盐、姜、蒜等，又包括各种香精和食品添加剂，有的还包括蔬菜粉（粒）、蘑菇粉（粒）等，各具风味。

这些复合调味料十分方便，买回家下锅水煮即可溶解成浓汤。但它们并不是浓汤，也不具有高汤或上汤的营养价值，只是用各种食品添加剂模拟浓汤的味道而已。此类产品大部分还含较多盐或钠，即使不再加盐，也不建议作为汤饮用。

第三章

读懂标签信息，购买健康食品

随着经济的发展，市售的加工食品（包装食品）越来越多。为了用色、香、味、形来吸引消费者，并降低成本，加工食品大多要加油、糖，以及各种食品添加剂，如色素、香精、赋形剂、防腐剂、甜味剂等。这很容易让人得出加工食品都不健康的结论，但也并非所有加工食品都如此不堪。

那么，如何判断加工食品品质或营养价值高低呢？通过颜色、外形、气味、质地等感官指标来判断其品质高低并不可靠，很容易被“骗”。可靠的做法是读懂加工食品（包装食品）标签上配料表、营养成分表等信息。利用这些基本的营养信息，消费者可以了解某种包装食品的营养价值和品质。此外，很多食品包装上还会标注与食品安全有关的认证信息，如绿色食品、有机食品、QS食品等。

总之，选购食品时仅仅关心保质期、生产日期、品牌、价格等是远远不够的，还要会看配料表、营养成分表、认证标识等。

什么是配料表

配料表也称为配料、原料或原料与辅料等，列出的是在加工食品时使用的并存在于产品中的任何物质，包括食品添加剂。配料表应该标注于食品标签的主要版面，虽然不是很醒目，但一般容易看到。

配料表中各种配料以加入量比例由多到少（递减顺序）排列。也就是说，排在第一位的加入量最多，排在第二位的加入量第二多，以此类推。这是我国《预包装食品标签通则》（GB 7718-2011）的要求。该标准还规定加入量小于2%的原料（通常是指食品添加剂）可以例外，不必再遵循递减顺序，一一列出即可。例如，下面是某品牌饼干的配料表：小麦粉、巧克力颗粒（白砂糖、氢化植物油、可可粉、葡萄糖、乳化剂、香兰素）、植物起酥油、白砂糖、食用盐、乳清粉、膨松剂、食用香精、柠檬酸、焦糖色。配料表提示该饼干中最多的原料是小麦粉，其次是巧克力颗粒〔属于复合配料，用“（）”标注〕，以此类推。

如何解读配料表

根据配料表所列原料及其排列顺序（递减），可以大致判断某种包装食品的营养品质高低。

以上述饼干为例，在主要原料小麦粉之后，其配料中先后出现白砂糖、葡萄糖、氢化植物油、植物起酥油、食用盐以及各种食品添加剂。可见该饼干添加了许多糖、食用油和食盐。葡萄糖和蔗糖不利于血糖控制；氢化植物油和植物起酥油都含有反式脂肪酸，因此该饼干的营养品质不高。

在解读包装食品配料表时，应重点关注以下几种原料及其排位：

①各种油脂，如植物油、精炼植物油、氢化植物油、植物起酥油、植物黄油（奶油）、棕榈油、椰子油等。

添加油脂后，食品的脂肪和能量大增。氢化植物油、植物起酥油、植物黄油等含有反式脂肪酸，对血脂有不良影响。棕榈油、椰子油、动物油等含有较多饱和脂肪酸，也对血脂不利。

②各种含钠化合物，包括食盐（氯化钠）、苯甲酸钠、磷酸钠、糖酸氢钠、谷氨酸钠、亚硝酸盐、异维生素C钠等所有钠盐。

食品中不同来源的钠盐作用不同，有的调味，有的防腐，有的提高稳定性，有的上色，但有一点是共同的，它们都会影响血压，对防治高血压有害。

③各种糖类，如白砂糖、葡萄糖、麦芽糖（饴糖）、果葡糖浆、麦芽糖浆、糊精、淀粉等。

这些糖类营养价值很低，有些具有较高的血糖生成指数（GI），会给血糖带来不良影响。尤其是糊精、淀粉等添加量通常较大（增加重量和体积），升高血糖的作用比蔗糖（白砂糖）更为明显。

④营养添加物，如蛋白质、卵磷脂、各种维生素和矿物质等。

有时候，包装食品中也会添加一些具有重要营养价值的原料，如鸡蛋、奶粉、乳清粉、维生素C、B族维生素、维生素E、胡萝卜素、钙盐、铁盐、锌盐等。这些添加物能提高该食品的营养品质。

⑤胶质添加物，如卡拉胶、黄原胶、瓜尔豆胶、刺槐豆胶、海藻胶（海藻酸钠）、琼脂、魔芋胶、食用明胶等。这些胶类物质营养价值较低。

现在添加各种胶的食品，如饮料、肉制品、酸奶、奶制品、果冻、火腿肠、小零食等越来越流行。加胶的作用是使饮料、酸奶或奶制品浓稠（增稠），果冻成形，火腿肠富于弹性和光滑度等。

⑥其他食品添加剂，如色素、香精、防腐剂、人工甜味剂、增稠剂、乳化剂、塑化剂等。虽然这些食品添加剂在正规应用的情况下，对健康是无害的，但是它们几乎没有任何营养意义，建议尽量少用。

举一个例子，某品牌“蛋黄派”的配料表：小麦粉、白砂糖、鸡蛋、精炼植物油、奶粉、代可可脂、可可粉、乳清粉、低聚糖、葡萄糖浆、山梨糖醇、食用盐、食用碳酸钙、大豆磷脂（由转基因大豆加工制成）、膨松剂、乳化剂、增稠剂、脱氢醋酸钠、山梨酸钾、朗姆酒、食用香精、核黄素、焦亚硫酸钠、胭脂红、紫草红、β-胡萝卜素、丙酸钙、抗氧化剂。

一块小小的派，居然由28种原料“合成”。其中除三四种基本成分外，其余20多种原料均为添加成分。有糖类（如白砂糖、葡萄糖浆），有油脂（如精炼植物油、代可可脂），有钠（如食用盐、脱氢醋酸钠、焦亚硫酸钠等），当然也有营养物质（如乳清粉、低聚糖、碳酸钙、大豆磷脂、核黄素、β-胡萝卜素等），还有其他一些食品添加剂，如防腐剂、香精、增稠剂、膨松剂、乳化剂、色素、抗氧化剂、防霉抗结剂等。整体而言，该食品营养品质很低，孕妇少吃为佳。

再看某款榴梿酥的配料表：小麦粉、白砂糖、食用植物油、鸡蛋、食盐、膨松剂、榴梿香料、B-胡萝卜素、抗氧化剂。里面根本没有榴梿，只有榴梿香精。除了油、糖、盐和各种食品添加剂外，只有小麦粉和比油还少的鸡蛋，其营养价值可想而知。

某款火腿肠的配料表：猪肉、鸡肉、水、淀粉（10%）、大豆蛋白、食用盐、白砂糖、葡萄糖、麦芽糖、大蒜、香辛料、味精、食品添加剂（三聚磷酸钠、焦磷酸钠、六偏磷酸钠、卡拉胶、乳酸钠、脱氢乙酸钠、食用香料、D-异抗坏血酸钠、山梨酸钾、红曲红、胭脂虫红、诱惑红、乳酸链球菌素、亚硝酸钠）。由配料表可知，火腿肠的营养价值与肉类不可同日而语！其好吃、好看、有弹性的“优点”都是用糖、盐和各种食品添加剂实现的。

什么是营养成分表

除配料表外，食品标签上还有营养成分表，用以说明该食品主要营养成分。按照我国《预包装食品营养标签通则》（GB 28050-2011）的要求，标注的营养成分表至少应该包括能量、蛋白质、脂肪、碳水化合物（糖类）和钠共5项。其他营养素亦可标注在这5项之后。以下是某品牌饼干的营养成分表（表3-1）。

表3-1 一款饼干包装标签上的营养成分表

项目	每100克（g）含量	营养素参考值%（NRV%）
能量	2031千焦（kJ）	24%
蛋白质	8.0克（g）	13%
脂肪	21.6克（g）	36%
碳水化合物	62.9克（g）	21%
钠	518毫克（mg）	26%

“每100克含量”一项标注的是该食品中能量和营养素的绝对含量。即每100克该种饼干提供能量2031千焦、蛋白质8.0克、脂肪21.6克、碳水化合物62.9克和钠518毫克。有些产品营养成分的绝对含量不是以100克计算的，而是以“每袋”“每罐”“每粒”或“每15克”计算的，要注意这一点。

“营养素参考值%（NRV%）”一项标注的是该食品中能量和营养素的相对含量，即它们达到“营养素参考值（NRV）”的百分比。营养素参考值（NRV）是专门用于食品营养标签的一套数据，大致可以理解为人每天能量和营养素的合理摄入量。《预包装食品营养标签通则》（GB 28050-2011）规定能量的NRV是8400千焦，蛋白质的NRV是60克，脂肪的NRV≤60克，碳水化合物的NRV是300克，钠的NRV是2000毫克。大致含义是人每天要摄入能量

8400千焦（2000千卡）、蛋白质60克、脂肪60克、碳水化合物300克、钠2000毫克。

该饼干每100克提供能量2031千焦，它达到能量NRV（8400千焦）的24%（2031÷8400×100%=24%）；提供蛋白质8.0克，达到蛋白质NRV（60克）的13%（8.0÷60×100%=13%）；提供脂肪21.6克，达到脂肪NRV（60克）的36%（21.6÷60×100%=36%）；提供碳水化合物62.9克，达到碳水化合物NRV（300克）的21%（62.9÷300×100%=21%）；提供钠518毫克，达到钠NRV（2000毫克）的26%（518÷2000×100%=26%）。其他营养素的相对含量（NRV%）也用同样的方法计算。

解读营养成分表

营养成分表中的数据能传达关键的营养信息。以上述饼干产品营养成分表为例，第一看能量，100克该种饼干含有能量2031千焦（kJ），即484千卡（kcal），它达到了能量参考值的24%，大约是1/4。能量达到1/4是什么概念呢？通常情况下，一顿饭的能量也不过占能量参考值的1/3而已。可见，该饼干是高能量食品，孕妇不可过多食用。

第二看蛋白质，100克该饼干含有蛋白质8.0克，达到蛋白质参考值的13%，大约是1/8。吃100克该饼干获得的蛋白质仅相当于参考值的1/8。1/8是什么概念呢？它只相当于能量NRV%（1/4）的一半。也就是说，吃100克该饼干，可以获得较多的能量和较少的蛋白质，两者相差甚多，所以该饼干营养价值较低。

第三看脂肪，100克该饼干含有脂肪21.6克，达到脂肪参考值的36%，即超过每日脂肪合理摄入量的1/3。可见该饼干的脂肪含量是相当高的。与蛋白质不同，脂肪含量高是坏事而不是好事。

更为重要的是，这些脂肪基本上都是人为添加进来的。因为小麦粉中天然的脂肪含量是非常低的，每100克小麦粉中的天然脂肪仅为1克左右。而该饼干中的脂肪含量高达21.6克。该饼干添加的脂肪为氢化植物油，含有反式脂肪酸。

第四看碳水化合物，100克该饼干含有碳水化合物62.9克，达到碳水化合物参考值的21%。这一数值与大多数主食类（高碳水化合物）食物相仿，说明该饼干属于主食。

从该饼干的配料表可以发现，除小麦粉之外，还添加了白砂糖、麦芽糖浆等糖类，可能会影响餐后血糖。

最后看钠，100克该饼干含有钠518毫克，相当于1.3克食盐。100克饼干钠含量达到钠参考值的26%，超过每日钠合理摄入量的1/4，也超过该饼干能量的NRV%（24%），属于高钠食品。

总之，该饼干属于高能量、低蛋白、高脂肪、高钠食品，完全不适合孕妇食用。

我们再看另一款饼干的营养成分表（表3-2），与前一款饼干相比，这款饼干能量和蛋白质变化不大，但脂肪和钠含量明显减少，故整体营养价值强于前一款。

表3-2 一款饼干包装标签上的营养成分表

项目	每100克（g）含量	营养素参考值%（NRV%）
能量	1962千焦（kJ）	23%
蛋白质	7.0克（g）	12%
脂肪	14.1克（g）	24%
反式脂肪	0克	
碳水化合物	77.7克（g）	26%
钠	208毫克（mg）	10%

再来对比两款面包标签上的营养成分表，见表3-3和表3-4。对比可知，后一款面包能量更低，脂肪更少，蛋白质更多，虽然钠要更多一些，但整体营养价值明显高于前一款。

表3-3 一款面包标签上的营养成分表

项目	每100克（g）含量	营养素参考值%（NRV%）
能量	1734千焦（kJ）	21%
蛋白质	6.8克（g）	11%
脂肪	20.4克（g）	34%
反式脂肪	0克	
碳水化合物	49.6克（g）	17%
钠	168毫克（mg）	8%

表3-4　另一款面包标签上的营养成分表

项目	每100克（g）含量	营养素参考值%（NRV%）
能量	954千焦（kJ）	11%
蛋白质	9.1克（g）	15%
脂肪	1.7克（g）	3%
反式脂肪	0克	
碳水化合物	43.3克（g）	14%
钠	356毫克（mg）	18%

反式脂肪含量为“0”

食品标签营养成分表中经常标注“反式脂肪（酸）”，且多为“0”，这又是怎么回事呢?

“反式”是相对“顺式”而言的。所谓反式脂肪酸是指按分子空间结构，氢（H）在双键的两侧的脂肪酸。与之相对的则是“顺式脂肪酸”，即氢（H）在双键的同侧的脂肪酸。在天然食物中，绝大部分脂肪酸都是顺式脂肪酸，反式脂肪酸少之又少。反式脂肪酸主要来源于一大类特殊的加工的油脂——氢化植物油。

所谓氢化，是指一种特殊的油脂加工工艺。氢化植物油，简单地说，就是把棕榈油、菜籽油等植物油中的不饱和脂肪酸，通过加上氢变成饱和脂肪酸，从而获得很多非常好的性能，比如口感润滑、不易氧化等，这对改善口感非常重要。但与此同时，氢化植物油也常常含有一定量的副产品——反式脂肪酸。

反式脂肪酸已经被证实对健康有害。明确的害处是造成血脂异常，增加冠心病的危险性。还有研究发现，反式脂肪酸能通过胎盘以及母乳转运给胎儿和婴儿，并影响其生长发育。世界卫生组织（WHO）建议限制反式脂肪酸摄入，每日不超过1%总能量（大约2克）。美国食品和药物管理局（FDA）2015年6月决定禁止使用含有反式脂肪酸的氢化油，以减少冠心病发生率。我国婴儿配方食品国家标准（GB 10765、GB

10767、GB 10770）也禁止使用氢化植物油。

面包、饼干、方便面、蛋黄派、糕点、油条、薯条、薯片、各种酥类、膨化零食、沙拉酱、奶茶等普遍使用氢化植物油，并含有反式脂肪酸。但是，在超市里购买这些食品时，虽然配料表明明标注含有上述油脂，但营养成分表中却标注反式脂肪酸含量为“0”。因为按照《预包装食品标签通则》（GB 7718−2011）的要求，当某食品中反式脂肪酸含量低于0.3%时，就可以标注为“0”。也就是说，这些食品中还是有反式脂肪酸的，只是含量很低，依法可以忽略不计。所以说，即便市售食物营养成分表中反式脂肪酸含量为零，却并不意味着这些食品是健康的。

食品标签上的认证信息

1.“QS”食品

“QS”是“企业食品生产许可”的拼音“Qiyeshipin Shengchanxuke”的缩写，代表的是食品市场准入制度。

严格地说，“QS”不是认证，而是一种行政许可。该项许可由国家质量监督检验检疫总局及各省、直辖市和自治区质量技术监督局负责审核。只有具备相应生产条件，并通过这些部门审核认可的企业，才允许生产并销售其产品，并在产品包装上印刷该标志（图3−1）。

换言之，“QS”是食品生产和销售的通行证，没有获得“QS”的食品是不允许上市销售的。目前超市里销售的绝大部分食品都应该有“QS”标志，没有“QS”标志的食品不能购买（少数暂时没有列入“QS”要求目录的食品种类除外，如食盐、配方奶粉等），因为它们很可能是不具备良好生产条件的小厂、私人加工作坊，甚至是不法之徒生产的。

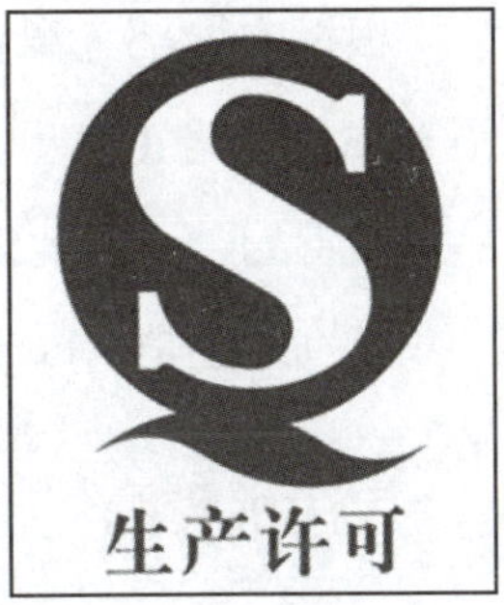

图3−1

按照国家质量监督检验检疫总局《食品生产许可管理办

法》的规定，各种食品在“QS”标志的下方，还必须有特定的编号，该编号由12位阿拉伯数字组成。如果怀疑某产品的“QS”标志是否真实可靠，可根据该编号到国家质量监督检验检疫总局网站免费查询。

查询地址是http：//www.aqsiq.gov.cn/search/gyxkz/。

2.绿色食品

绿色食品是经中国绿色食品发展中心认证，获得绿色食品标志（图3-2）商标使用权，无污染的安全、优质、营养类食品。

图3-2

绿色食品要求在无污染的条件下种植、养殖，施有机肥料，不用高毒性、高残留农药，在标准环境、生产技术、卫生标准下加工生产。当然，还有最关键的是必须通过中国绿色食品发展中心的审核、认证。没有通过该部门审核、认证并备案的食品，就不是绿色食品。

目前带有绿色食品标志的食品品种繁多，既有粮、油、奶、蛋、蔬菜、水果等初级农副产品，又有经过深加工的各种食品商品。一些商场设有绿色食品专柜，有些地方还设立了绿色食品专卖店。

消费者在购买绿色食品时，应认准绿色食品专用标志。只有带有绿色食品专用标志的食品才是绿色食品，否则就不是。2008年以前，绿色食品分为A、AA两级，2008年6月以后停止受理AA级绿色食品认证。

根据农业部《绿色食品标志管理办法》的规定，所有绿色食品在专用标志下方必须有15位编号（字母与数字混合）。如果消费者怀疑某种带有绿色食品专用标志的食品是假冒的，可用此编号到中国绿色食品网免费查询。

查询地址是：http：//www.greenfood.org.cn/sites/MainSite/List_2_12405.html。

3.有机食品

有机食品是指来自有机农业生产体系，根据国际有机农业生产要求和相应的标准生产加工的，并通过独立的有机食品认证机构认证的一切农副产品，包括粮食、蔬菜、水果、奶制品、禽畜产品、水产品、调料等。有机食品标有“中国有机产品”字样（图3-3）。

图3-3

有机食品在生产加工过程中，不使用任何人工合成的化肥、农药和添加剂，还必须通过认证机构组织的检测，确认为纯天然、无污染、安全营养。有机食品认证条件要求很高，其质量标准高于绿色食品。有机食品遵循国际通用的认证标准，一旦获得认证，将国际通用，被世界上大多数国家认可。

图3-4

某企业或产品申请有机食品认证不是一蹴而就的，它需要有一段时间的“转换期”，即从开始有机管理（提交申请之日）至获得有机认证之间的时间。一般地，1年生作物的转换期一般不少于24个月，多年生作物的转换期一般不少于36个月，最少的（如新开荒的农田）转换期也要12个月。转换期内必须完全按照有机农业的要求建立有效的管理体系。在转换期内出产的食品，或使用转换期产品为原料生产的食品，称为“中国有机转换产品”，并使用专用标志（图3-4）。

有机食品不是由政府部门统一认证的，而是由第三方认证机构（公司）来实施认证的。目前在国内开展有机食品认证的机构有数十余家，全部在中国国家认证认可监督管理委员会（简称“认监委”）备案，并在认监委的管理下开展有机食品认证工作。有机产品认证机构名录可以在认监委网站（http：//www.cnca.gov.cn/cnca/cxzq/rkcx/4424.shtml）免费查询。

除“中国有机产品”专用标志和“中国有机转换产品”专用标志外，有些认证机构还要求通过其认证的有机食品标签上印刷该认证机构的商标或认证图案，如中绿华夏有机食品认证中心（COFCC）认证的有机食品会使用图3-5，南京国环有机产品认证中心认证的有机食品会使用图3-6，北京爱科赛尔认证中心有限公司（法国ECOCERT设立认证机构）认证的有机食品会使用图3-7。

另外，其他国家的一些认证机构也开展有机食品认证，且使用各自不同的标识（图

3-8）。因此，有机食品标签上通常有多个图案。消费者应该从中认真辨别上述“中国有机产品”和“中国有机转换产品”两个关键标志。当消费者对某种有机食品的真实性有所怀疑时，可到认监委的网站（http：//foodcert.cnca.cn/foodcertWeb/web/certSearch.jsp）免费查询。

图3-5

图3-6

图3-7

德国国家有机认证　欧盟委员有机标志　欧盟EEC有机标志　美国USDA有机标志

中绿华夏有机食品认证中心　中国有机食品认证标志　澳大利亚NASAA　法国有机标志

日本JAS有机　奥地利有机标志　瑞士有机标志　意大利有机标志

图3-8

4.其他与食品安全或营养有关的认证

保健食品　犹太食品认证　美国药典委员会（USP）

第四章

实现合理的体重增长

孕期体重增长的原理

孕期体重增长的构成

普通成年人体重增长往往是体内脂肪增加所致，但孕妇的情况有所不同。其体重增长情况比较复杂，是由多种因素构成的，主要包括胎儿、胎盘、羊水、增加的血容量、增大的乳腺和子宫（母体组织增长）、储备的脂肪等。这些导致孕妇体重增长的因素都是围绕妊娠展开的，但不同的体重增长因素具有不同的意义。

胎儿是妊娠的目的，要在280天内由一个微乎其微的受精卵成长为体重三四千克的胎儿。胎盘是胎儿生长的“加油站”，胎儿利用胎盘从母亲血液里吸取一切需要的物质。胎盘由无到有，最后可达胎儿体重的1/6。羊水为胎儿提供特定的居住环境，其数量变动较大，最大值一般不会超过2000毫升。增加的血容量为胎儿运送养料和氧气，到了孕晚期，血容量可以增加1300毫升左右。增大的乳腺是为了胎儿一出生就有奶吃，子宫增大是为了容纳胎儿、胎盘和羊水等妊娠产物。这些因素的增加对于胎儿的生长发育是必需的，可称为“必要性体重增长”。

与上述增重因素相比，孕期储备的脂肪则没那么必要了，对胎儿生长发育并无直接意义。孕期母体增加脂肪储备在哺乳动物界是共同规律，其积极意义主要是为产后泌乳准备能量。对大部分哺乳动物来讲，因为食物资源有很强的季节性，甚至朝不保夕，所以孕期储备脂肪实在太重要了。但是，对人尤其是生活条件较好的人而言，食物供应一直很丰盛，孕期储备脂肪就成了不折不扣的“非必要”，很多时候甚至被视为保持身材的负担。

那么，孕期可以储备多少脂肪呢？不论男性还是女性，人体储备脂肪的能力都是非常强大的，目前还没有发现其极限在哪里。这意味着，只要吃得下去、消化得了，食物中的能量就会转化为脂肪储备，先是腰腹部，再是臀部和腿，然后是背部和肩膀，最后是脸部及四肢，都会有明显的脂肪堆积，可能会使你“变成另外一个人”。

在实践中，有些孕妇食量太大储备了大量脂肪，体重暴涨数十斤，而另一些孕妇则吃喝有度储备脂肪较少，体重增长也比较适度。必须强调，不同孕妇体重增长方面的差异主要是脂肪储备造成的。因为“必要性体重增长”主要受内在遗传机制调控，所以相对比较稳定，正常情况下个体差异不大（巨大儿、宫内发育迟滞、羊水过多等特殊情况除外）。以胎儿出生时（新生儿）为例，3.2千克是平均值，超过4千克就属于异常（巨大儿），少于2.5千克也是异常（低出生体重），这两种异常情况的比例都很低，大多数新生儿出生体重为2.5千克～4.0千克，胎儿大小不同导致的孕妇体重增长差值几乎不会超过1.5千克。

然而，不同孕妇储备的脂肪相差甚大，可达到5千克～8千克，或相差50%也不少见。体内储备的脂肪与胎儿发育并无直接关系，因为胎儿所需的一切物质都是从妈妈血液中汲取的，与妈妈体内脂肪无关。脂肪储备量只与进食和身体活动有关，或者说和能量摄入与能量消耗的平衡有关。因此，“为了宝宝，自己宁愿长胖一些，身材走形”的说法是虚假的借口。

糟糕的是，孕期储备的脂肪在产后也需要较长时间才能消失，常常会滞留下来，导致产后肥胖。胎儿、胎盘、羊水是妊娠产物，不论大小，都将在分娩后迅速消失；孕期增加的血容量将在分娩后很短的时间内自然恢复；增大的子宫在产后数月内自然恢复；增大的乳腺多数在产后1～2年内自然恢复。但是，要让储备的脂肪自然恢复是很困难的，尤其是不哺乳的女性。

因此，孕妇应该对体重增长有充分的了解，并认识到孕期储备脂肪太多，即体重增长太多是不利的。

孕期体重过分增长的危害

孕妇体重增长不仅仅是储备脂肪造成的。但是，正如前面所述，孕妇体重过多或过快增长，则主要是体内脂肪增加的结果。因为储备的脂肪与胎儿的发育并无直接关系，所以孕妇脂肪多、体重增长多并不意味着胎儿一定长得快、长得好。我们经常可以看到“长肉不长胎”的现象，即母亲很胖但胎儿并不大甚至偏小。另一个经常发生的现象是“长胎也长肉”，即母亲很胖胎儿也很大。不过，胎儿体重过大并非好事，因为那只不过是其体内脂肪过度生成所致，并不意味着他发育情况更好。

孕期体重过分增长对胎儿不利。在临床上，新生儿出生体重超过4千克即可诊断为“巨大儿”，不但增加难产和剖宫产的机会，还会影响孩子长大后的健康状况。一般认为，Ⅱ型糖尿病、高血压、冠心病、动脉粥样硬化等常见成年人慢性病都具有“胎儿起源”的特征。有研究表明，体重过大的胎儿已经有“胰岛素抵抗”的表现，而胰岛素抵抗是上述慢性病共同的病理基础。也就是说，胎儿并不是越大越健康，体重过大的胎儿长大后更容易患上述常见慢性病。还有调查表明，孕期体重过重会使早产发生率增加60%，难产率增加110%，新生儿畸形发生率增加35%～80%。

过多的脂肪储备对孕妇自身更不是好事。首先，会严重影响女性的身材，并造成生育后肥胖。生育后肥胖要减肥往往是很困难的，比普通肥胖更难。《中国居民营养与健康状况调查（2002）》数据表明，生育期间体重滞留是导致成年女性肥胖的重要原因。

实践中，有相当多的女性正是在生育后开始体形走样的。很多不明真相的人会认为这是一种必然结果，是女性怀孕必须付出的代价。还有人把这种不好的结果归结为遗传因素，来说服自己接受体形改变。殊不知，生育后肥胖完全是可以预防的。在这方面，很多明星人物做出了表率。2011年2月8日，41岁香港女艺人李嘉欣于香港养和医院产下儿子，婴儿体重2.93千克，身长49厘米，一切正常。引人注目的不仅仅是李嘉欣的富豪家庭身份和高龄，还有她恰如其分的身材保持。从其微博照片上看，几乎找不到多余的脂肪。可以说，这是一次成功的“长胎不长肉”妊娠。据报道，李嘉欣重金聘请外籍营养师专门为她配置“长胎不长肉”的营养餐单。

孕期过多的脂肪储备不但影响身材，容易产下巨大儿，还会干扰机体代谢，诱发妊娠期高血压疾病和妊娠糖尿病。调查表明，孕期体重过重，妊娠糖尿病发生率较正常孕妇增加1.5～20倍，妊娠高血压发生率增加2～21倍。

国家卫生和计划生育委员会于2010年8月在孕期健康教育项目启动会上发布的数据表明，我国73%的孕妇体重增长超过了世界卫生组织（WHO）的标准。27.3%的孕妇认为，为满足胎儿营养，孕期体重可以无节制增长；还有87.1%的孕妇认为营养好就是要吃得多、吃得贵、吃得精、吃得细；相当一部分孕妇认为“孕期不宜锻炼”，产前产后（月子）都不出门活动。

我们在日常营养门诊中接待很多妊娠糖尿病孕妇，其中绝大部分都有体重增长过快的问题。有这样一个案例，某孕妇29岁，身高162厘米，孕前体重55千克，属于正常范围。到孕26周常规检测血糖时，体重已经增至73千克，即怀孕26周体重增加18千克。空腹血糖明显异常，直接被诊断为妊娠糖尿病。

高度重视孕期体重过度增长

除脂肪储备过多外，孕妇体重过多或过快增长有时候还可能与异常情况或疾病有关。

一个常见的问题是妊娠水肿。妊娠水肿可使体重显著增加。约60%正常妊娠的孕妇会有不同程度的水肿，原因主要是增大的子宫阻碍下肢血液循环。孕妇水肿一般不会太严重，且经过侧卧位休息后可逐渐减轻。如果体重突然显著增长（每周超过0.5千克）或出现下肢水肿、全身凹陷性水肿等，应及时就医诊治。

还有一个不太常见的问题——羊水过多，也会导致孕妇体重增长突然加速。在子宫里，胎儿实际上是在羊膜囊的“水晶宫”内生长，其内有一定量的羊水保护着胎儿。如羊水量达到2000毫升或更多，则称“羊水过多”。羊水过多的原因还不完全清楚，但已经发现与血糖偏高、胎儿畸形、双胎、多胎等因素有关，亦应引起高度重视，需及时就医诊治。

孕期体重增长过慢的危害

孕妇体重增长不足或太慢，也可能会给自身及胎儿双方带来不利影响。毫无疑问，胎儿所需要的营养基本都是母亲从食物中摄取并消化吸收来的。如果母亲缺乏良好的食物，营养摄取不足，体重增加不够，势必会影响胎儿体格和智能的正常发育，造成宫内发育迟缓、小于胎龄儿（即胎儿体重小于相应月份）、出生低体重、早产、围产期死亡率增加等。某些特定的营养素（如叶酸、碘、锌等）缺乏还会导致出生缺陷。

当孕妇因缺乏营养导致体重增长过慢时，最先受到伤害的是母亲。哺乳动物界共同的规律是，当母体营养物质摄入不足时，将动用母体内的营养物质储备优先提供给胎儿，这种“牺牲”母亲保障胎儿的趋势使母亲成为营养不足的最大受害者，贫血、骨质疏松、消瘦、体质下降、免疫力低下都是常见的后果。

因此，孕期体重增长过多过快固然不好，但体重增长太少太慢甚至不增长也不利于母子健康，保持体重增长在合理范围才是明智的。

孕期体重增长的合理范围

孕期体重增长过多过快和过少过慢都是有害的。那么，孕期体重怎样增长才是合理的呢？要回答这一问题并不容易，需要有大量数据和长期跟踪观察。目前，对这一问题研究最深入、建议最权威的是美国国家科学院医学研究院（Institution of Medicine，IOM）。他们的结论和建议被包括我国在内的很多国家广泛地引用。

衡量孕妇体重增长是否合理有2个参数，一个是增长总量，即到妊娠末体重增长的总重量；另一个是增长速度，即在孕期每周体重增长的数量。显然，最理想的情况是孕妇体重增长的总量合理，速度也合适。不过，现有的研究还不能确定体重增长总量和速度的最佳数值，目前仅知道其大致合理的范围。

首先，孕期体重增长总量要合理。整个孕期体重增长总量的合理范围与孕前体重有很大关系。如果孕前体重超标（超重或肥胖），说明体内已经储备了很多脂肪，那么孕期就可以少储备一些，所以体重增长的总量要少一点儿。如果孕前体重明显不足，体内脂肪储备少于正常，那么孕期就应储备更多的脂肪以弥补不足，所以体重增长的总量要多一点儿。

一般认为，孕前体重正常、不胖不瘦的孕妇在整个孕期增长体重11.5千克～16千克

（平均为12.5千克）是比较合理的。孕前体重超标（超重或肥胖）的孕妇在整个孕期体重增长总量的合理范围是6千克～11.5千克（数值大小取决于体重超标的程度，超标越严重、越肥胖则数值应越小）。孕前体重不足（消瘦）的孕妇在整个孕期体重增长总量的合理范围是12.5千克～18千克（数值大小取决于消瘦程度，越是消瘦的人数值越大）。

其次，孕期体重增长速度要合适。如果仅仅观察整个孕期体重增长总量，到最后才发现体重增长不合理，那就为时已晚了。为实现合理的孕期体重增长，还必须观察体重增长速度的快慢。

一般认为，孕前体重正常的孕妇在怀孕前10周体重增长不明显，10周内共增加0.65千克左右；10～20周，体重增长加快，每周增长0.335千克；20～30周，每周增长0.45千克；30～40周，每周增长0.335千克。或可简化为，怀孕第10周时增长0.65千克，怀孕第20周时增长4千克，怀孕第30周时增长8.5千克，怀孕第40周时增长12.5千克。

上述增长速度数值仅适用于孕前体重正常的孕妇。孕前体重超标或不足的孕妇，其体重增长速度更为复杂。实际上，根据每个孕妇的具体情况（主要是对孕前体重的评价），制订按周计算的体重增长计划，并通过饮食和身体活动的调整，使合理的体重增长计划得以落实，是孕期保健的重要措施。

编制孕期体重增长计划

有计划地管理孕期体重增长，不仅关系到女性良好体形的维护，从某种程度上讲，还是保障孕妇及胎儿健康最重要、最有效的措施。因此，我们建议在怀孕一开始或者在计划怀孕时，就制订符合自身条件的体重增长计划。编制体重增长计划需要3个步骤，第一步，要确定适合自己的体重增长总目标，第二步，选定体重增长曲线图，第三步，使用该曲线图监测体重增长。

确定适合自己的孕期体重增长总目标

孕期体重增长总目标主要取决于怀孕前的体形。孕前体形可以分为偏瘦、正常、超重和肥胖4种情况，判定方法如下。

首先，计算体质指数（BMI）。计算方法是用怀孕之前的体重（千克）除以身高（米）的平方。公式为BMI=孕前体重÷身高^2，或者BMI=孕前体重÷身高÷身高。以张女士为例，29岁，身高1.63米，孕前体重55千克，那么她的BMI=55÷1.63^2=20.7。

在这里，我们采纳美国国家科学院医学研究院（Institution of Medicine，IOM）2009年的推荐，凡BMI在18.5～24.9范围内为正常体形，凡BMI在25.0～29.9范围内为超重，凡BMI≥30.0为肥胖，凡BMI<18.5为偏瘦体形。张女士的BMI为20.7，则她的孕前体形为正常。

不同孕前体形者，孕期体重增长的总目标有所不同。孕前体形肥胖者增重目标要少一些，孕前体形偏瘦者增重目标要大一些。具体推荐标准见表4-1。上述张女士孕前体形为正常，她的孕期体重增长总目标为11.5千克～16千克。也就是说，她孕期末体重达到66.5千克～71千克的范围内是比较合理的。

注意，这些数值只是一般的目标。有些时候，还要考虑特殊情况，如双胞胎孕妇体重增长的总目标可设定为17.7千克～24.3千克（孕前体重正常）、13.9千克～22.5千克（孕前超重）或11.3千克～18.9千克（孕前肥胖）；如果孕前即决定生产后不哺乳，那么体重增长的总目标要在相应数值基础上减少2千克。

表4-1　孕前不同体形者体重增长总目标推荐标准

孕前体形	BMI	孕期增重总目标（千克）
正常	18.5～24.9	11.5～16
超重	25.0～29.9	7～11.5
肥胖	≥30.0	5～9
偏瘦	<18.5	12.5～18

注：孕期增重总目标根据美国IOM2009年的推荐换算而来。

关于孕期增重总目标的问答

Q 为什么引用美国IOM的数据，而不是我国的数据。美国的建议是否适用于中国孕妇？

A

美国国家科学院医学研究院（Institution of Medicine，IOM）对孕期体重增长进行了长期的、大样本的跟踪研究，得出了很有价值的结论和建议。国内对这一问题的研究不够深入，而且初步研究发现，国内孕妇的情况也适用美国IOM的结论。因此，像其他很多专家一样，本书采信美国IOM的建议。

Q 我在其他书里看到孕期体重增长建议值好像跟你们的有点儿不一样，这是怎么回事？

A

出现这种情况可能有以下几种可能。IOM2009年给出了新的推荐范围（本书采纳），与过去旧的推荐范围有差别。新的推荐范围可以在IOM网站免费下载（http：//www.iom.edu/Reports/2009/Weight-Gain-During-Pregnancy-Reexamining-the-Guidelines.aspx）。如果你看IOM的原始文件就会发现，他们给出的孕期增重范围是以“磅”为单位的（表4-2）。按照1磅=0.4536千克，可以换算为表4-1（小数点后保留1位），但由于“磅”本身并不是一个严密的单位，所以换算结果可能会出现略微差异，亦属正常。还有一种可能是有的作者引用的是国内数据，自然与美国IOM建议不同。不论如何，这些数值只是大致的参考，并非绝对。如果其他书籍中有与此略有不同的推荐范围，也不必奇怪。

表4-2 IOM2009年推荐的孕期增重范围

孕体形	BMI	孕期增重范围（磅）
正常	18.5～24.9	25～35
超重	25.0～29.9	15～25
肥	≥30.0	11～20
偏瘦	<18.5	28～40

为了更好地指导孕妇管理孕期体重增长，我们还根据这些数据并参考国内的有关数据，绘制了下文中的孕期体重增长曲线图，可作为孕妇管理体重增长或编制体重增长计划的参考。

选定适合自己的体重增长曲线图

在这里，我们提供了4个按孕周绘制的体重增长计划曲线图，分别适用于孕前体形正常（图4-1）、超重（图4-2）、肥胖（图4-3）和偏瘦（图4-4）的孕妇。比如前述张女士孕前体形正常，那么她可以参照图4-1。为了读者使用方便，本书附录部分还专门提供了大幅体重增长计划曲线图。

这些曲线图的横坐标是孕周。孕周是怎么确定的呢？因为一般难以确定受孕（受精）的精确时间，所以妇产科医生们通常是这样确定孕周的：把孕妇末次月经开始的第一天作为起点，每7天记为1周，一直记到当日，称为“满×周”。比如前述张女士末次月经是2011年1月1日开始的，到2011年6月19日（“当日”）一共是170天，即满24周（170÷7=24.2），此时她的体重增长应该达到表格中第24周的要求。

上述推算孕周的方法适用于月经周期为28天的女性。如果月经不规律，或者不是28天，则医生需要依据B超及早孕反应时间等确定孕周，以后就按这个孕周进行推算了。

曲线图的纵坐标是增长的体重（kg，即千克），是用孕妇某一孕周时的体重减去孕前体重计算出来的。比如前述张女士2011年6月19日（24周余2天）测量体重是62千克，因为她孕前体重是55千克，所以其体重增长为7千克（62−55=7）。本次测量数值应该标记到横坐标为24、纵坐标为7的点上。

每一曲线图上都有3条线，上下两条为虚线，分别为“上限”和“下限”，是根据上述IOM推荐的增重范围绘制的。孕妇每两周称量一次体重，每次的体重增长值（每次称量值减去孕前体重）都应该保持在这两条虚线之间，否则即可视为体重增长不合理。中间一条线为实线，作为“推荐值”，这一推荐值是根据国内有关数据大致确定的。这条实线（推荐值）可用于管理体重，即孕妇应采取饮食措施或运动措施，使各孕周的体重增长值保持在这条线上或附近。

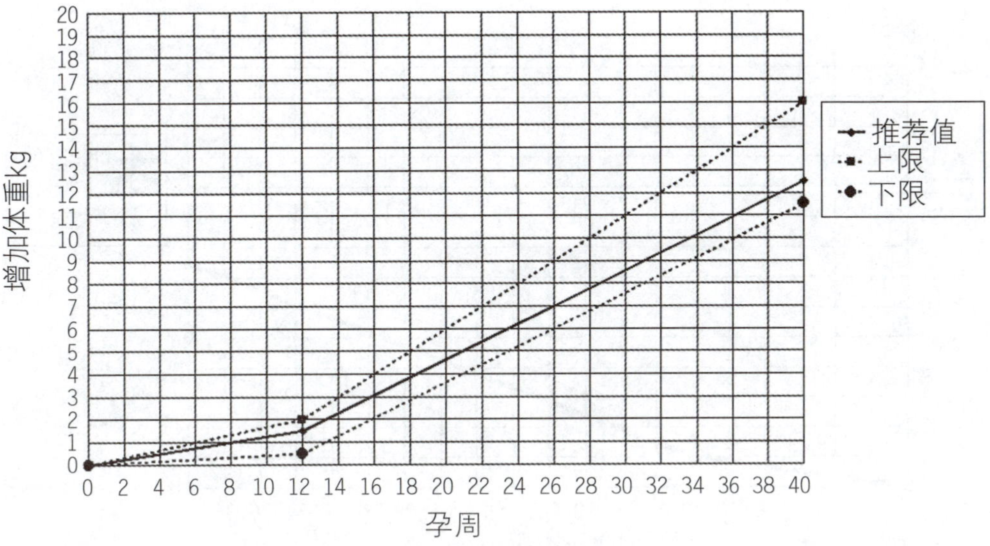

图4-1 孕前BMI正常者增重计划

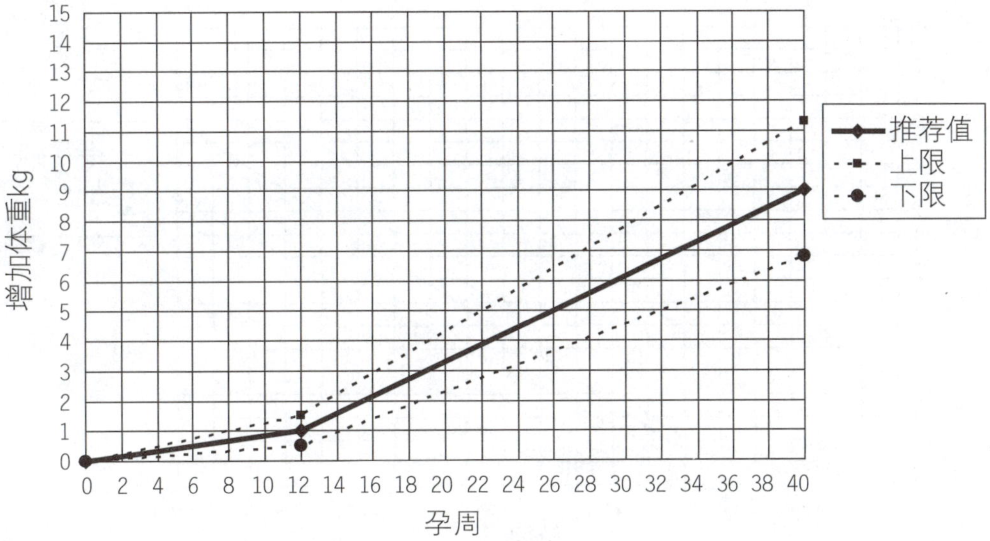

图4-2 孕前BMI超重者增重计划

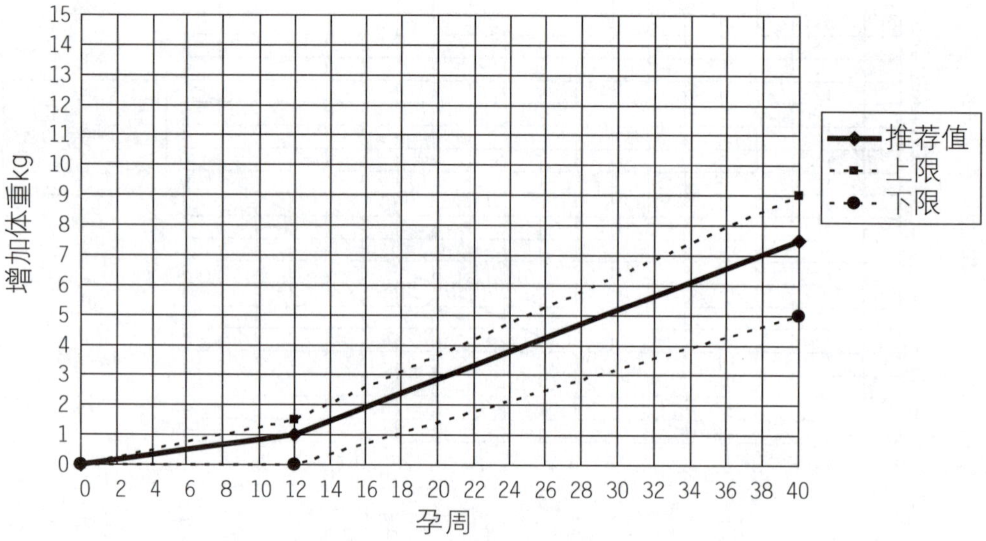

图4-3　孕前BMI肥胖者增重计划

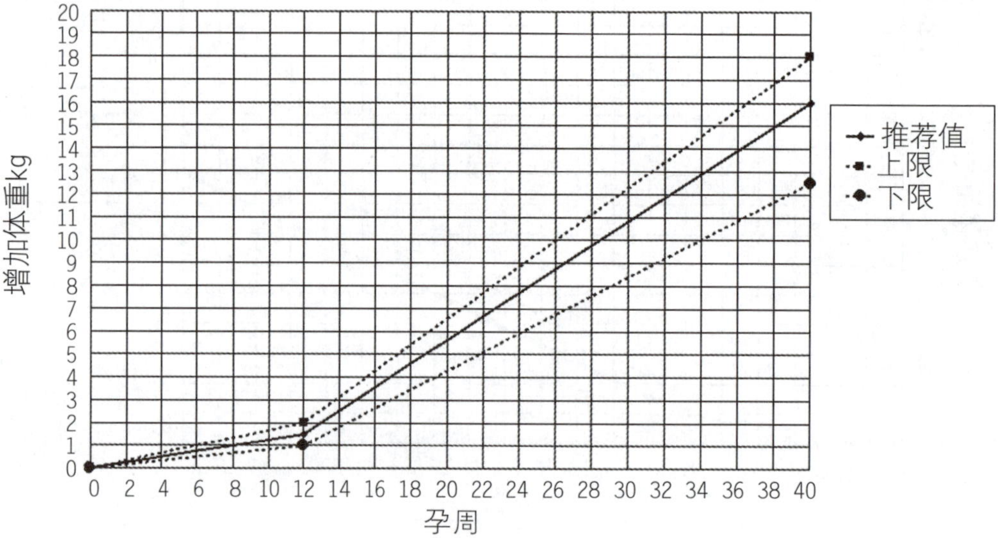

图4-4　孕前BMI偏瘦者增重计划

使用曲线图监测体重增长

孕妇根据自己孕前体形选定体重增长曲线图之后，既可以用它设定自己的增重计划，也可以用它评价自己的体重增长是否合理，但共同前提是准确称量体重。

称体重并非难事，但要想称量准确务必达到以下要求：首先，要尽量用同一台体重计来称量，且每次测量时的身体状态相同，比如都是空腹或者晚餐后2小时；其次，称量时要脱掉鞋帽、外衣和较厚的内衣，只穿薄薄的内衣或者称裸重。要满足这些条件，最好是在家里准备一台体重秤。现在超市里有多种型号的体重秤出售。

孕前体重数据也很重要。如果孕前没有特意称量体重的话，可以参考平常时（比如怀孕之前很长时间）的体重。或者确诊怀孕后（孕5～6周）立即称量体重，并把称量值作为孕前体重，因为孕5～6周时体重一般不会发生明显变化。

在适时称量好体重的基础上，孕妇就可以利用上述曲线图来管理自己的体重了。仍以前述张女士（29岁，身高163厘米，孕前体重55千克，体重增长曲线图选图4-1）为例：

她在孕12周、14周、16周、18周、20周、22周、24周、孕26周和孕28周称量体重，并计算体重增长数值分别为1、2、3.5、4.5、5.5、6.5、7.5、9.0和10.5。把这些数值标在图4-1上，并连接成曲线（图4-5中的“张女士孕期增重情况”）。

由图4-5可以看出，在孕16周之前，张女士的体重增长基本在“推荐值”上下靠近；但孕16周以后，其体重增长偏离了推荐值，越来越靠近“上限”；直到孕28周，体重增长值终于突破“上限”，超出了合理范围。此时，应立即采取控制体重的措施，减少能量摄入，增加身体活动等（相关内容详见下节），使体重在未来2周内保持不变或仅有少许增长。这样等到孕30周的时候，体重增长值才能回到合理范围内。

其实，张女士在孕18周发现体重增长值偏离“推荐值”并向“上限”靠拢时，就应引起注意，并采取措施使之向“推荐值”靠近。

一般来说，即使体重增长已经超标，也不建议孕期减轻体重（体重不升反降），但可以放慢增长速度，甚至保持体重在4～5周内不变（不增加）。

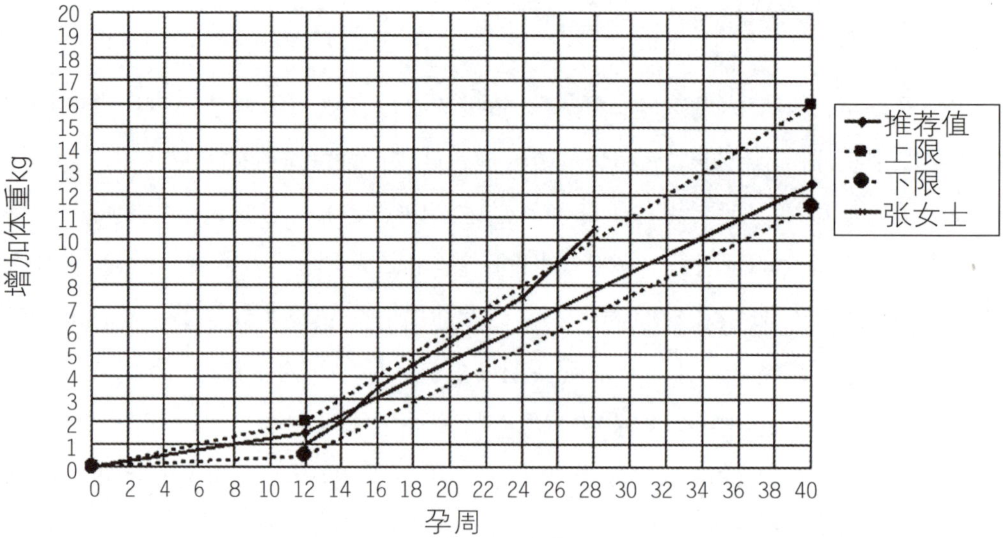

图4-5　张女士孕期增重情况

必须指出，因为称量体重时必然有误差，而且体重增长计划曲线图上的刻度不够精确，还有更为关键的是，孕12周以后，即孕中期和孕晚期体重增长速度快慢实际还会略有差异。每个孕妇的情况也有所不同，比如，肥胖的孕妇，肥胖的程度还不一样。所以，上述增重计划中的数值都不是绝对的，仅可作为大致的参考。

关于孕期体重增长的3个问答

Q 我怀孕已经10周了，恶心、反酸等妊娠反应有一些但不严重，饮食尚可，但体重与孕前一样，54千克（身高161厘米），并没有增加，这正常吗？

A 很正常。孕早期（13周之前）胚胎发育还很小，重量有限，加之妊娠反应影响进食，所以孕妇体重仅有少量增长（0.5千克~2千克，美国IOM建议）甚至不增长都是正常的。实际上，在孕早期避免体重大幅增加，是预防孕期体重增长超标的关键点之一。

Q 我按照你们提供的计算体质指数（BMI）的公式计算了一下，自己孕前BMI为24.8，基本是正常体形，体重增长合理范围应该是11.5千克～16千克。我目前孕29周，体重增长7千克，有点偏少，而且我最后也不想增长11.5千克那么多，可以吗？

A 可以，但要满足2个前提。一个是彩超检查胎儿发育一切正常；另一个是食谱搭配均衡，营养全面。

Q 我看到这本书时已经是孕22周了，还能使用体重增长曲线图监测体重吗？

A 当然能，只要你知道自己孕前体重，就可以计算现在的和以后的体重增长，从现在22周开始在相应的曲线图上做记录，就可以监测自己的体重增长了。

管理孕期体重增长

使用孕期体重增长曲线图监测体重增长时，如果发现体重增长太快太多，或太慢太少，应该怎么办呢？换言之，如何应用曲线图管理体重增长呢？像普通人的体重管理一样，管理孕期体重增长也需要懂得一些基本的原理，掌握一些简单的方法。

孕期体重增长过多或过快，在排除水肿、羊水过多等异常情况外（需要医生诊断），主要是由体内脂肪储备过多引起的。而孕妇体重增长过少或过慢，则除了脂肪增长不足之外，还可能与胎儿以及胎盘等发育不良有关（需要医生诊断）。

一般来说，孕妇不能进行通常意义上的减肥（体重不升反降），但体重增长过多过快的孕妇应该放慢体重增长速度，甚至在几周时间内停止体重增长。而体重增长不足的孕妇则应采取措施，加快体重的增长。

孕妇管理体重增长的基本原理和方法与普通人基本相仿。体重增长过多过快的孕妇应减少能量摄入（少吃），同时增加能量的消耗（多动）。体重增长不足的孕妇则应增加能量和营养摄入，减少能量消耗。当然，孕妇的情况比较复杂，孕妇不能吃得太少，否则无法满足胎儿的营养需要。孕妇也不方便动得太多。因此，孕妇的体重管理要充分考虑孕妇的具体情况，有的放矢地进行。

体内脂肪是如何产生的

1.脂肪即过剩能量

从根本上讲，我们吃食物其实就是在摄入能量。能量及其变化是我们认识这个世界最基本的物理学知识。能量也称为热量、热能或热卡，其单位是卡（calorie）和千卡（kcal），故在很多科普书里能量又被称为“卡路里”。

能量代谢，即把能量摄入体内然后再消耗掉的过程，是一切生命的基本特征。宏观地看，人体不过是一个代谢能量的“机器”而已，每天把能量摄入体内，再把它消耗掉，日复一日，年复一年。人体能量的进（摄入）和出（消耗）构成了一种相对平衡的关系。

体内脂肪的产生其实就是能量进出失衡的结果。当能量摄入超过能量消耗，即“进多出少”时，过剩的能量将何去何从呢？根据经典力学能量原理，能量不可能凭空消失。过剩的能量就会变成脂肪在皮下、内脏等处的脂肪细胞内储存起来，这样体重就会增加。实际上，人体储存能量的主要形式就是这些脂肪。

相反，如果能量消耗较多，而能量摄入较少，即“入不敷出”，那么不足的能量由何处来呢？根据经典力学能量原理，能量不可能凭空产生。不足的能量将由体内脂肪细胞中储存的脂肪氧化弥补。这样体内的脂肪就会减少，体重就会下降。

2.能量的摄入

正常情况下，食物是人体所需能量的唯一来源。人类的食物众多，吃法更是五花八门，但能为人体提供能量的成分并不多，主要有蛋白质、脂肪和碳水化合物3种，即营养学中所谓的“三大营养素”。当然，除提供能量外，三大营养素还参与构成我们的身体或调节生理功能。

食物中的蛋白质、脂肪和碳水化合物经胃肠道消化吸收后，分别以氨基酸、脂肪酸和葡萄糖的形式进入血液，并经血液转运，被身体各处细胞利用。在人体细胞里，这3种能源物质（“燃料”）氧化释放出能量。

一般地，食物中1克碳水化合物在体内可以产生4千卡能量，1克脂肪产生9千卡能量，1克蛋白质也产生4千卡能量。可见，同等重量时，脂肪产生的能量最多，是碳水化合物或蛋白质的2.25倍（9÷4=2.25）。由此不难理解，为什么富含脂肪的食物，如油炸食品、油腻食物、肥肉、油条、方便面、蛋糕等含有大量能量，是典型的“高能量”食物。

除上述3种最常见能源物质外，酒精（乙醇）也可以为人体提供能量，而且酒精是“纯粹”的能量——只提供能量，而没有任何营养作用。它在体内也不会转化成任何有营养价值的成分，故营养学上称之为“空热”。非但如此，在酒精代谢成能量（还有CO_2和水）的过程中，还会对某些身体组织（如肝细胞、脑细胞等）造成不同程度的伤害。酒精对胎儿的危害尤其严重，孕期不能饮酒。

水不能为人体提供能量，所以含水很多而含三大营养素较少的食物如蔬菜、水果等，通常属于“低能量”食物。

3.能量的消耗

人体每天在通过食物摄入能量的同时，也在不停地消耗能量。孕期人体能量消耗主要有以下几个途径：

①基础代谢。所谓基础代谢，是指维持心跳、循环、体温、呼吸等基本生命活动所消耗的能量。有研究表明，怀孕后基础代谢消耗有所增加。基础代谢是大部分孕妇最主要的能量消耗，占总能量消耗的40%～60%。

②身体活动消耗。身体活动是指有骨骼肌参与的活动，如运动、劳动、日常活动等。骨骼肌的收缩和舒张都要消耗能量。所以任何身体活动都会消耗一定的能量，而且用力越大、强度越高、活动持续时间越长，则能量消耗越多。这符合最基本的物

理学常识。孕妇因为活动不方便，身体活动的强度和时间减少，其消耗的能量有所减少，这也是造成很多孕妇能量过剩的主要原因之一。

③胎儿生长发育。胎儿所需要的一切都是孕妇提供的。胎儿生长发育所消耗的能量也不例外，必须由孕妇来补给。在怀孕早期，胎儿尚小，它消耗的能量很少。而在怀孕中期和晚期，随着胎儿长大，其消耗的能量明显增加。以整个孕期平均计算，孕妇每天大约要比未怀孕时多消耗300千卡能量。

④食物热效应。食物热效应是指进餐本身引起能量消耗增加。这部分能量消耗通常很少，只有基础代谢的1/10。

综上所述，孕妇通过饮食摄入能量，又通过基础代谢、身体活动、胎儿生长发育等途径把能量消耗掉。为了确保胎儿发育以及附属的胎盘、羊水、血容量、乳腺和子宫的正常增长（必要性体重增长），孕期应摄入比未孕时更多的能量（增加300千卡/日），并储备适量的脂肪。但是，如果孕妇摄入的能量太多，远远超过了能量消耗，大量过剩的能量将转化成过多的脂肪，导致体重增长太多、太快。

人体能量代谢，符合物理学能量互相转化及守恒的原理。一般地，能量摄入＞能量消耗，则体内脂肪形成（怀孕时也伴随胎儿、胎盘等组织增长），体重增加；能量摄入＜能量消耗，则体内脂肪分解，体重下降；能量摄入=能量消耗，则体内脂肪不变，体重也保持不变（有水肿等其他异常情况时例外）。这就是我们赖以管理体内脂肪和体重的基本原理。

控制饮食，减少能量摄入

饮食几乎是人体摄入能量的唯一途径，所以控制能量摄入就必须控制食物的品种和数量。除纯水外，各种食物都含有一定的能量，所以我们要做的是减少能量较多的食物（高能量食物），增加能量较少的食物（低能量食物）。

1.高能量食物和低能量食物

食物所含能量的多少主要受水分含量、脂肪含量和膳食纤维含量等因素的影响。一般地，在同等重量的前提下，水分含量多的食物能量少，如米粥比米饭能量少，蔬菜、水果比粮食能量少。脂肪含量多的食物能量多，如面包比馒头能量多，肥肉比瘦肉能量多，普通牛奶比脱脂牛奶能量多，烹调油比糖能量多。日常食物的热量含量见表4-3。

表4-3　日常食物的热量含量（以100克可食部计）

食物	能量（千卡）	食物	能量（千卡）	食物	能量（千卡）
大米	346	苹果	52	香肠	508
米饭	116	梨	44	肥瘦牛肉	125
面粉	344	桃	48	瘦牛肉	106
馒头	221	枣	122	酱牛肉	246
面包	312	葡萄	43	肥瘦羊肉	203
面条	284	香蕉	91	瘦羊肉	118
油饼	399	柑橘	51	兔肉	84
油条	386	西瓜	25	土鸡	124
马铃薯	76	西瓜子	556	肥肉鸡	389
豆腐	81	葵花子	616	炸鸡	279
豆浆	14	花生	589	鸭	240
豆腐卷	201	腰果	552	带鱼	127
油豆腐	244	榛子	594	草鱼	113
绿豆	316	牛奶	54	鲤鱼	109
西红柿	19	酸奶	72	黄鱼	97
菠菜	24	奶油	879	海虾	87
萝卜	21	鸡蛋	144	海蟹	95

续表

食物	能量（千卡）	食物	能量（千卡）	食物	能量（千卡）
荷兰豆	27	鸡蛋黄	328	鲍鱼	84
芸豆	25	鸡蛋白	60	海蜇皮	33
茄子	21	猪里脊	155	蛋糕	347
青椒	22	瘦猪肉	143	燕麦片	367
南瓜	22	肥瘦猪肉	395	饼干	433
洋葱	39	肥猪肉	807	方便面	472
大白菜	17	猪小排	278	炸薯片	612
西蓝花	33	卤猪肝	203	芝麻酱	613
芹菜	14	叉烧肉	279	植物油	900

注：表格中数据摘自《中国食物成分表（2002）》（中国疾病预防控制中心营养与食品安全所编著，杨月欣主编，北京大学医学出版社）。

2.能量的主要食物来源

上述规律中能量含量的多少都是相对的，要在“同等重量”的前提下才能成立。表格中的数据也都是以100克食物（可食部）计算的。但在实际生活中，我们摄入各种食物时，往往并不是摄入同等重量。比如，我们每天也许会吃500克葡萄，但只吃150克黄鱼，此时能量孰多孰少呢？这就得通过简单的计算来找出答案了。

显然，吃某种食物摄入的能量=该食物的重量×100克该食物所含能量÷100。查表4−3可知，100克葡萄含有能量43千卡，100克黄鱼含有能量97千卡。那么，吃500克葡萄摄入能量215千卡（500×43÷100=215），吃150克黄鱼摄入能量145.5千卡（150×97÷100=145.5）。如此一来，吃葡萄（500克）摄入的能量反倒比吃黄鱼要多一些。

为了充分说明一日膳食中能量的来源情况，我们设定某孕妇一日食谱并大致计算其能量摄入（表4−4）。

表4-4 某孕妇一日食谱热量分析

食物类别	食物举例	食物重量（克，按可食部计算）	每100克该原料热量含量（千卡）	摄入的热量（千卡）	占全天总能量的比例
主食	大米	200（干重）	346	692	46.3%
	面粉	100（干重）	344	344	
奶类	牛奶	250	54	135	6.0%
蛋类	鸡蛋	1个（50）	144	72	3.2%
豆制品	豆腐	100	81	81	3.6%
肉类	猪肉（肥瘦）	50	395	197.5	14.6%
	带鱼	100	127	127	
蔬菜	茄子	250	21	52.5	4.2%
	青椒	100	22	22	
	芹菜	150	14	21	
水果	香蕉	1个（150）	91	136.5	10.0%
	葡萄	200	43	86	
烹调油	豆油	30	900	270	12.1%
其他	略				
合计				2236.5	100%

由表4-4中的计算可知，一日内能量摄入的主要来源是主食（占46.3%）、肉类（占14.6%）和烹调油（占12.1%）。这3类食物所含能量占全天总能量的70%以上。因此，要控制能量摄入，就必须重点控制这3类食物的摄入量，尤其是那些含脂肪较多的品种。此外，孕妇食用水果普遍较多，这也是能量的一个重要来源（上例占10.0%）。

3.如何减少能量摄入

以下一些建议有助于减少能量摄入：

①千万不要以为孕妇需要或应该大补特补。孕期所需能量和营养均比未孕时有所增加，但增加并不多，尤其是最初的3个月（12周）。对于孕期体重已经超标者，每餐

应只吃七八分饱。所谓七八分饱，是指胃口还留有一些余地，没吃饱，还可以再吃，远没有吃到“撑”的程度。

②控制主食摄入量，减少富含脂肪的主食类食物，如面包、饼干、油条、油饼、麻花、方便面、蛋糕、点心等。此外，在同等重量或能量的前提下，吃粗粮比细粮更具有饱腹感，即“顶饿”。

③减少烹调油的摄入。烹调时少放油，避免任何油炸或过油食品。尽量避免去餐馆吃饭。如果一定要去的话，尽量点一些清淡、低脂肪的菜肴，如白灼、清蒸、凉拌、绿叶蔬菜等。

④要注意隐藏在零食（如薯条、薯片、小点心、膨化食品、麦片、蛋黄派、饼干等）、坚果类、面条汤料、冰激凌、咖啡伴侣等食物中的脂肪。实际上，几乎所有“香喷喷”的食物都含有较多的脂肪和能量。这是因为在天然食物成分中，几乎只有脂肪是有香味的，别的营养成分都没有香味（除酒类中的少量酯类略有香味外）。

⑤选择低脂或脱脂奶，以及脂肪含量少的肉类，如瘦猪肉、瘦牛肉、鸡翅、鱼肉等，尽量避免脂肪含量多的品种，如肥瘦猪肉、五花肉、肥牛、肥羊等。在家庭烹调时，可以把肉品中白花花的脂肪剔除掉。

⑥不要喝甜饮料。饮料中的糖含有较多能量，且摄入后人不会产生饱的感觉，很容易过量摄入。

⑦不要大量吃水果。水果的含糖量比蔬菜高，是能量的重要来源之一。孕妇大量摄入水果会导致能量摄入过多。所以孕妇每天摄入水果以200克~400克为宜，不要超过500克。每餐进食之前，先吃1个或一些水果，可以减少其他高能量食物的摄入，从而有助于控制能量摄入。

⑧尽量使用容量较小的餐具、容器盛装食物，避免产生必须吃完的暗示。

适度身体活动，增加能量消耗

孕妇消耗能量有多种途径，如基础代谢、胎儿生长发育、身体活动、食物热效应等。其中，只有身体活动可用于控制孕期体重增长速度，其他途径很难人为干预。

1.身体活动的一般概念

所谓身体活动是指有肌肉收缩并导致能量消耗的活动，既包括体育运动（如球类、体操、游泳等）和体力工作（挖地、背沙包、操作机器等），也包括日常活动（如散布、走路、爬楼梯等）和家务劳动（如搬东西、擦地板、做饭、看孩子等）。

不同形式的身体活动各具特点。体育运动能量消耗较大，控制体重效果明显，但缺点是需要掌握一定的运动技术，购置相应的运动设备，还得安排专门的运动时间和场地。体力工作亦可以消耗较多能量，但缺点是枯燥乏味，难以引起兴趣，容易疲劳。日常活动和家务劳动可以因地制宜、随时随地展开，不受时间、地点和条件的限制，只要有一定的意识，就能够做到，但其缺点是容易被忽视，或被当成负担。

不论何种形式的身体活动，其消耗能量的多少取决于3个因素，即活动强度、活动时间和活动频率。活动强度越激烈，持续时间越长，活动频率越频繁，则能量消耗越多。

2.孕期身体活动的正确观念

孕妇可以进行身体活动，包括体育锻炼。中国营养学会《孕妇膳食指南》建议，若无医学禁忌，孕期多数活动和运动都是安全的，应适当参加。孕中期、孕晚期每天进行30分钟中等强度的身体活动。中等强度身体活动可明显加快心率，一般为运动后心率达到最大心率的50%～70%，主观感觉稍疲劳，但10分钟左右可得以恢复。最大心率可用220减去年龄计算得到。如年龄30岁，最大心率为220－30=190，活动后的心率以95～133为宜。常见的中等强度运动包括：快走、游泳、打球、跳舞、孕妇瑜伽、各种家务劳动等。应根据自己的身体状况和孕前的运动习惯，结合主观感觉选择活动类型，量力而行，循序渐进。

孕早期的情况比较复杂。有一些孕妇，尤其是高龄孕妇存在激素异常，如孕酮较低，流产风险较高。此时医嘱为多休息，少活动，不建议进行额外的运动。当然，如果一切正常，身体活动或运动本身并不会增加流产风险。并不像传统观念认为的那样，孕妇举手投足之间都得小心，否则就可能导致流产。其实，流产大多时候与孕妇身体活动无关。怀孕初期流产的主要原因并不在孕妇方面，而是胎儿不正常的缘故，如胎儿染色体异常。

大多数正常孕妇不是那么容易就流产的。所以，欧美妇产科医师通常不会对孕妇的身体活动做太多限制，只要不做危险、易于跌倒的动作，不尝试新的运动项目，不抬重东西、搬家具即可。实际上，欧美妇产科医师不仅不限制孕妇的身体活动，还十分鼓励孕妇继续运动，尤其是户外运动，包括跳舞、打网球等较为剧烈的运动。

总之，孕期运动方式可以遵循自己的习惯进行，只要不是太剧烈的运动都可以。尤其是那些孕前有良好运动习惯的女性，更不必对运动多加限制，只要避免动作较剧烈的跑、跳、仰卧起坐之类的动作即可。但对于孕前没有养成规律运动习惯的女性，一般也不鼓励在孕期开展或尝试专门的、需要一定技巧并具有一定风险的运动项目。力所能及是明智的做法。此外，不论如何，当发现阴道流血、眩晕、呼吸急促等情况时应终止运动。

孕妇进行体育锻炼（或身体活动）不仅有利于自身的身体健康，而且有利于胎儿的生长发育。第一，身体活动或锻炼能增加能量消耗，有助于控制孕期体重的异常增长；第二，适度的身体活动能解除孕妇的疲劳、改善睡眠、缓解紧张的情绪、减轻下肢水肿、静脉曲张、便秘等症状，有效地调节神经系统的平衡，保持精神饱满、心情舒畅；第三，适当的身体活动能够促进孕妇的血液循环，增加氧的吸入量，提高血氧含量，加速羊水的循环，从而有助于胎儿大脑、感觉器官以及循环、呼吸系统的发育，增强胎儿的免疫功能，使腹中的胎儿处于最佳的状态；第四，身体活动能增进体力，增强耐力，训练分娩时要使用的肌肉，会使得生产过程快而顺利。

需要强调的是，除了运动锻炼，日常活动和家务劳动也.可以达到控制体重增长的目的，因为它们同样是消耗能量的有效方式。日常活动和家务劳动虽然强度不大，但可以因地制宜、随时随地地进行，反倒容易消耗较多的能量。各种身体活动的能量消耗见表4−5和表4−6。

表4-5 一些日常活动的能量消耗

日常活动项目	能量消耗（千卡/小时·千克体重）	60千克体重者活动30分钟的能量消耗（千卡）
健身俱乐部运动（一般强度）	5.5	165
清扫地板、地毯	2.4	72
打扫、整理房间	2.4	72
洗盘子	2.1	63
烹调食物	2.4	72
采购食品（不推车）	3.6	108
搬运杂物上楼	7.8	234
熨烫衣物	2.1	63
收拾整理衣服（有步行）	2.1	63
织毛衣、缝纫	1.5	45
洗衣服（洗衣机）	1.9	57
和孩子游戏（站立）	2.8	84
修理汽车	3.1	93
手工铲雪	5.9	177
在工作中走动（中速）	3.6	108
负重上楼（0.5千克～7千克）	5.0	150
下楼	3.1	93
推拉童车	2.4	72
散步（3千米/小时）	2.4	72
遛狗	3.6	108
移动家具、搬箱子	6.9	207

注：①基础数据来自英国罗纳德·J·莫恩主编的《运动营养》（国家体育总局科学与技术资助出版项目，人民体育出版社，2005年5月出版）。②第一行“健身俱乐部运动（一般强度）”不属于日常活动，列在这里是为了和日常活动做对比。③第3列是根据第2列乘以60千克再乘以0.5小时计算出来的。

表4-6　一些运动项目的能量消耗

运动项目	能量消耗（千卡/小时·千克体重）	60千克体重者运动30分钟的能量消耗（千卡）
健身俱乐部运动（一般强度）	5.5	165
健美操（健身房，高强度）	7.8	234
瘦身操（健身房，中强度）	5.9	177
健身操（健身房，低强度）	4.7	141
蹬踏机（健身房，一般）	5.9	177
瑜伽	4.0	120
慢跑（一般速度）	6.9	207
跑步（9.6千米/小时）	10.0	300
跑上楼	15.0	450
高尔夫球（一般）	3.6	108
游泳（蛙泳，一般速度）	10.0	300
游泳（休闲，一般速度）	5.9	177
跳绳（快）	11.9	357
跳绳（慢）	7.8	234
乒乓球	4.0	120
网球（一般）	6.9	207
排球（非比赛）	3.1	93
排球（比赛）	4.0	120
羽毛球（非比赛）	4.5	135
羽毛球（比赛）	6.9	207
篮球（非比赛，一般）	5.9	177
篮球（比赛）	7.8	234
台球	2.4	72
保龄球	3.1	93
太极	4.0	120

注：①基础数据引自《运动营养》（英国罗纳德·J·莫恩主编，国家体育总局科学与技术资助出版项目，人民体育出版社，2005年5月出版）。②第3列是根据第2列乘以60千克再乘以0.5小时计算出来的。

孕妇增加体重的方法

当孕妇发现体重增长明显落后于计划时，应采取措施增加体重。增加体重的原理更加简单，一方面要增加能量摄入，另一方面要减少能量消耗。

增加能量摄入的方法只有多吃，即在胃肠道和食欲允许的前提下，摄入更多富有营养的食物。这通常意味着要增加餐次，而且要多吃肉、蛋、奶和主食等高能量、高营养的食物。以下一些建议对增加体重是有帮助的：

①增加餐次，每日吃6餐，在每次正餐之后3小时加餐。加餐宜选用牛奶、酸奶、鸡蛋、坚果等富含蛋白质的食物。

②常吃零食，特别是坚果类（如花生、瓜子、核桃等）和各式饼干，但前提条件是不要影响正餐。

③多吃主食，不要吃粥或面条等含水较多的食物，以干的主食如馒头、米饭、面包为主。

④多吃肉类，每天要达到200克以上。

⑤每天吃1～2个鸡蛋。

⑥烹调时用较多油脂，可选用橄榄油、亚麻油等。

⑦不要食用太多水果和蔬菜。

减少能量消耗意味着要多休息，别熬夜，少进行身体活动。不过，考虑到身体活动尤其是孕妇体操对母体和胎儿的较多好处，即使是体重不足的孕妇，也不主张完全放弃身体活动。只需放弃强度较大或者能量消耗较多的身体活动，并避免疲劳。

第五章

营养素补充方案

多样化且搭配均衡的食谱对孕妇非常重要，是满足母子双方所需各种营养的重要保障。在孕期，有些营养素格外重要，它们或者容易缺乏，如钙、铁、叶酸等，或者虽然不容易缺乏但足量摄入对胎儿及出生后的发育更有利，如蛋白质、维生素D和DHA等。这些营养素是孕期饮食的重点，应优先给予关注，并想方设法足量摄入。可行的方法既包括多吃富含这些营养素的食物，也包括服用专门的营养素补充剂。

叶酸

说叶酸是孕妇所需最重要的营养素之一，估计不会有人反对。因为它是预防出生缺陷的利器，有大量研究证据和实践支持孕早期补充叶酸。

叶酸是一种维生素，属于B族维生素大家族的一员。它是1941年从菠菜叶中分离出来的，故而得名“叶酸”。叶酸在核酸（DNA）的合成中发挥重要作用，包括胚胎细胞（胎儿）、造血细胞在内的快速生长增殖的组织当中，核酸（DNA）的合成非常活跃，需要更多叶酸。而叶酸缺乏首先会影响这些组织。特别是在胚胎发育的早期（受精卵着床后的1～3周），缺乏叶酸可造成“神经管畸形”，致使胎儿出现“无脑儿”和“脊柱裂”等严重情况，大多难以成活。孕期缺乏叶酸，还可引起先兆子痫、胎盘早剥、胎儿宫内发育迟缓、早产、出生低体重儿、巨幼红细胞性贫血等。

神经管畸形是最严重的、最常见的出生缺陷之一。孕早期补充叶酸是预防神经管畸形的最好方法。补充叶酸要抓住2个关键点，其一是尽早，即在备孕期间就要开始补充叶酸，不要等确认怀孕才开始，以免错过最需要补充叶酸的最初几周（中国营养学会《孕妇膳食指南》建议，怀孕前3个月开始补充叶酸，怀孕后继续补充叶酸）；其二是每天服用叶酸400微克，这里强调是要服用叶酸补充剂（单独叶酸制剂，或者与其他维生素矿物质同时补充的复合制剂），而不是含叶酸的天然食物。

研究表明，叶酸补充剂（合成的叶酸）比天然食物中的叶酸更有效。在摄入同等数量的情况下，前者的效果是后者的1.7倍。这是因为合成叶酸结构较为简单，溶解性好，在小肠更容易吸收，生物利用度能达到85%。而天然食物中的叶酸，结构较为复杂且不稳定，在小肠内吸收较差，生物利用度不到50%。因此，目前所有关于孕妇补充叶酸的建议都是主张服用合成叶酸。卫生部从2009年开始实施增补叶酸预防神经管缺陷项目，对全国准备怀孕的农村女性免费增补叶酸（补充剂）。现在，不单农村，很多城市也为准备怀孕的女性提供免费的叶酸补充剂。

当然，虽然天然食物的补充效果不及合成叶酸，但天然食物中的叶酸也还是有效的。富含叶酸的食物包括绿色蔬菜、动物肝肾、豆制品、水果和坚果等。不论是否服用叶酸补充剂，备孕期和怀孕后都应该多食用这些富含叶酸的食物。日常食物中叶酸的含量见表5-1。

表5-1 日常食物中叶酸的含量（以100克可食部计）

食物	叶酸含量（微克）	食物	叶酸含量（微克）	食物	叶酸含量（微克）
胡萝卜	4.8	洋葱	15.6	小麦粉	20.7
绿豆芽	24.6	韭菜	61.2	大米	6.8
黄豆芽	10	小葱	25.5	苹果	6.3
茄子	12.2	大白菜	25.9	梨	8.8
西红柿	8.3	小白菜	43.6	桃	3.0
甜椒	10.9	油菜	46.2	樱桃	9.9
冬瓜	9.4	卷心菜	20.9	葡萄	9.9
黄瓜	29	菜花	29.9	草莓	31.8
南瓜	10.9	菠菜	87.9	柑橘	52.9
丝瓜	8.3	芹菜	28.6	香蕉	20.2
西葫芦	7.2	生菜	31.6	西瓜	4.0
香菇	41.3	莲藕	30.7	猪肝	335.2
土豆	15.7	豆腐（北）	39.8	猪肉（瘦）	8.1
豆腐干	54.2	赤小豆	87.9	鸡蛋	6.5
绿豆	393	花生仁	107.5	牛奶	5.5

注：表格中数据摘自《中国食物成分表（2002）》（中国疾病预防控制中心营养与食品安全所编著，杨月欣主编，北京大学医学出版社）。

必须强调补充叶酸的时机非常关键。因为神经管的正常发育是在怀孕早期，是从受精卵植入子宫的第16天开始的，而在这时，绝大部分孕妇尚不确定自己已经怀孕。所以，如果等确定怀孕之后再开始服用叶酸，就来不及了，已经错过了最需要叶酸的阶段，并且无法弥补。机不可失，失不再来。因此，服用叶酸必须提前开始。在计划怀孕的时候就要开始服用叶酸，确认怀孕后继续服用，至少服用到怀孕12周，或服用至孕期结束。

有人担心服用叶酸补充剂，再多吃富含叶酸的食物，会不会导致叶酸摄入总量过多呢？这种担心是不必要的。根据中国营养学会2013年《中国居民膳食营养素参考摄入量》建议，孕妇每天服用400微克叶酸补充剂，无须担心过量。

铁

孕妇对铁的需要量较常人明显增加。根据中国营养学会《中国居民膳食营养素参考摄入量（2013）》，未孕女性每天应摄入20毫克铁，而孕中期和孕晚期每天分别应摄入24毫克和29毫克铁，分别增加4毫克和9毫克。这几毫克铁看似并不多，但因为肠道吸收铁的能力较差，所以大约有三分之一的孕妇无法获得充足的铁，并因此患缺铁性贫血。

缺铁性贫血严重影响胎儿发育，特别是大脑发育。铁是合成血红蛋白的关键原料。血红蛋白是血液中负责运输氧气的主要载体，孕妇及胎儿所需要的氧气必须依赖血红蛋白运载。当孕期膳食缺铁时，血红蛋白合成不足，血红蛋白浓度下降（贫血），运载氧气能力不足，会使得孕妇和胎儿身体均处于“缺氧”状态。因为脑组织消耗氧气较多，所以它对缺氧格外敏感，受到的损害最早，也最严重。

孕期贫血以及婴幼儿期贫血是造成孩子智商偏低最常见的原因。更糟糕的是，孕妇如果患了缺铁性贫血会使新生儿铁储备不足，导致宝宝在婴幼儿期更容易患缺铁性贫血。

铁的最好食物来源是瘦肉（瘦肉、牛肉、羊肉等）、动物血液和肝脏，鱼虾类和禽类（鸡肉、鸭肉、鹅肉等）也提供较多的铁。这些食物中的铁含量高，吸收好，孕妇平均每天要吃150克～200克（孕中期和孕晚期）。其他食物中的铁要么含量很低（如牛奶、主食、水果等），要么就很难吸收（如蛋类、大豆、蔬菜等），都不是铁的良好来源。如果孕妇食谱中缺少肉类和鱼虾，又没有特意吃一些动物血液和肝脏，就应该服用铁补充剂预防缺铁性贫血。

卫生计生委2012年发布的《儿童营养性疾病管理技术规范》建议，孕妇从妊娠第3个月开始口服补铁，必要时可延续至产后。口服补铁的剂量为每天60毫克元素铁。孕妇应在补铁的同时补充叶酸及其他维生素和矿物质（即复合维生素矿物质）。

除通过饮食和复合维生素矿物质增加铁摄入外，还要采取措施促进铁吸收才行，如服用维生素C，肉类和蔬菜搭配食用，吃醋和酸味食品（如酸奶、果汁），避免茶、咖啡、草酸等干扰铁吸收的因素等。关于缺铁性贫血详尽的防治措施，比如怎样选择铁剂，请参阅第七章。

钙

像铁一样，钙也在胎儿发育中扮演着重要角色，缺钙也是孕期比较突出的常见问题。成熟胎儿体内大约含30克钙，全部来自母体供给，大部分在孕中期和孕晚期积累，主要用于骨骼发育。钙是构成骨骼和牙齿的主要成分之一。

当母亲膳食钙摄入不足时，母亲骨骼中“储存”的钙将被胎儿优先使用，母体这种“牺牲”精神对胎儿无疑是有利的，但对母体自身健康却相反。从这种意义上讲，孕期缺钙首先威胁的是母体健康。孕期常见的腰酸、腿抽筋等临床症状多与缺钙有关，特别严重的话，可导致骨质疏松症或软骨症。

中国营养学会2013年《中国居民膳食营养素参考摄入量》建议，孕中期和晚期平均每天应摄入1000毫克钙，未孕时和孕早期每天应摄入800毫克钙。根据调查，在未采取积极补钙措施的传统膳食中，孕妇钙摄入仅有400毫克~700毫克，与推荐量相差较多。大部分孕妇钙摄入没有达标的主要原因是膳食中奶类摄入不足。因为奶类是钙的最好食物来源，不仅钙含量高，钙吸收率也高于其他食物。大部分中国居民奶类消费量较低，很多孕妇不能保证每天至少饮用250毫升牛奶（或与之相当的奶制品，约含有250毫克钙）。每天饮用500毫升牛奶（或与之相当的奶制品）的孕妇则少之又少。还有相当多的孕妇基本不食用奶类。

大豆及其制品，如豆腐、豆腐干、豆腐皮、素鸡、豆腐花等含钙量比较高，也是膳食钙的较好来源。除奶制品和大豆制品外，虾皮、芝麻酱、紫菜、某些蔬菜等也含有较多的钙，亦可作为孕期膳食钙的来源。常见食物中的钙含量见表5-2。

表5-2 常见食物中的钙含量（以100克可食部计）

食物名称	含量（毫克）	食物名称	含量（毫克）	食物名称	含量（毫克）
牛奶	104	酸奶	118	奶酪（干酪）	799
全脂奶粉	676	甜炼乳	242	鲜羊奶	82
黄豆	191	豆腐（北）	138	豆腐（南）	116
豆腐（平均）	164	豆腐（内酯）	17	腐竹	77
豆腐丝	204	豆腐皮	116	豆腐卷	156
豆腐干	308	素鸡	319	豆浆粉	101
豆浆	10	烤麸	30	豆腐脑	18
绿豆	81	红小豆	74	芸豆（虎皮）	156
蚕豆	31	扁豆	137	豌豆	97
虾皮	991	海带（水浸）	241	紫菜（干）	264
芝麻酱	1170	豆瓣酱	53	苹果酱	2
青萝卜	40	胡萝卜	32	四季豆	42
荷兰豆	51	茄子	24	番茄	10
甜椒	14	冬瓜	19	黄瓜	24

续表

食物名称	含量（毫克）	食物名称	含量（毫克）	食物名称	含量（毫克）
南瓜	16	西葫芦	15	蒜薹	19
小葱	72	洋葱	24	韭菜	42
大白菜	50	油菜	108	西蓝花	67
甘蓝（卷心菜）	49	菠菜	66	芹菜茎	80
苋菜（红）	178	茼蒿	73	空心菜	99
藕	39	马铃薯	8	草菇	17
木耳（水发）	34	鲜蘑	6	香菇（干）	83
苹果	4	西瓜	8	桃	6
葡萄	5	柑橘	35	香蕉	7
小麦粉（富强粉）	27	粳米（特等）	24	玉米面（黄）	22
小米	41	糯米	26	黑米	12
猪肉（肥瘦）	6	牛肉（肥瘦）	23	羊肉（肥瘦）	6
鸡	9	鸭	6	火鸡	12
鸡蛋	56	鸭蛋	62	鹌鹑蛋	47
草鱼	38	鲤鱼	50	带鱼	28
黄花鱼（大）	53	鲅鱼	35	对虾	62
海虾	146	海蟹	208	赤贝	35

注：数据引自《中国食物成分表（2002）》（中国疾病预防控制中心营养与食品安全所编制，北京大学医学出版社出版），想查询更多食物的钙含量请参阅此书。

当孕妇膳食钙摄入明显不足时，服用钙补充剂（如碳酸钙片剂）每天补充600毫克钙是非常必要的。

补钙产品首选碳酸钙（精制），这是目前比较一致的观点。用以补钙的产品很多，化学成分各不相同，碳酸钙、乳酸钙、醋酸钙、L-苏糖钙、葡萄糖酸钙、骨粉钙、磷酸钙、氨基酸螯合钙等都是常见的补钙成分。综合考虑各种化合物的元素钙含量、吸收率、安全性和性价比，在理论上碳酸钙（有各种商品名称）是最值得推荐的。当然，实践中还要看品牌是否可靠以及价格等。此外，氨基酸螯合钙也被认为是相对较好的补钙成分。

在市面上，碳酸钙类也的确是最主流的补钙产品。当然，只要服用的钙剂都达到每天600毫克（以元素钙计），那么服用其他化合物形式的补钙产品同样是有效的。不过，复合维生素矿物质补充剂中钙含量通常较少，不适合专门用来补钙。

大部分钙剂是安全的。根据中国营养学会2013年的建议，只要孕妇每天补钙的量不超过2000毫克，就不会有安全隐患。

维生素D

讨论钙一定离不开维生素D，因为维生素D全面调节钙代谢。它在肠道提高钙吸收率，在骨骼促进钙利用，在肾脏减少钙排泄。在维生素D缺乏的情况下，膳食摄入的钙将不会被好好地吸收、正确地利用。

维生素D主要来源于人体自身皮肤的合成。在合成过程中，阳光中紫外线照射是必需的。所以孕妇应多晒太阳或多进行户外活动。据估计，在阳光充足的情况下，平均每天20～30分钟阳光照射面部、手和手腕，大致可以满足维生素D的需要。这在我国南方和夏季的北方可能较容易做到。但是，在北方的冬季，几乎不可能从日照获得足够的维生素D。

绝大部分天然食物含维生素D极少，无法满足孕妇需要。所以凡是户外活动少，尤其是阳光照射不足的孕妇，应服用维生素D补充剂（鱼肝油或复合维生素矿物质），每天400IU（或10微克）。又因为维生素D是脂溶性的，在体内可以储存，所以每3天服用1次，每次服用1200IU（平均每天400IU），其效果也是一样的。

除了促进胎儿和孕妇钙代谢之外，孕妇补充维生素D还有一个目的是预防婴儿佝偻病。根据卫生计生委《儿童营养性疾病管理技术规范（2012）》的建议，妊娠后期为冬春季（日晒不足）的妇女宜适当补充维生素D，补充剂量为每天400IU～1000IU（10微克～25微克），有助于预防婴幼儿佝偻病。

补充维生素D最常用的是鱼肝油制剂。鱼肝油多是从鳕鱼肝脏提取的脂肪，含有大量的维生素D和维生素A，服用时要注意维生素D和维生素A的含量。当维生素D和维生素A的含量很高（比如每丸含维生素D 1000IU）时，可以采用每3天服用1次的做法。

复合维生素矿物质绝大多数也含维生素D，很多钙剂中也加入了维生素D，还有一些孕妇奶粉也添加了维生素D，所以孕妇要注意维生素D的总摄入量。根据中国营养学会2013年的建议，孕妇平均每天摄入维生素D不超过2000IU（50微克）就是安全无害的。

DHA和EPA

现在，母亲不仅希望孩子的身体是健康的，还希望孩子的大脑是聪明的。胎儿期是大脑快速发育的重要时期，特别是孕30周以后，说它是胎儿智力发育最重要的时期亦不为过。胎儿智力发育与孕期饮食密切相关。已经明确有几种营养素对胎儿的智力发育特别关键，它们分别是蛋白质、叶酸、铁、碘以及DHA。

DHA是一种脂肪酸的简称，全名为“二十二碳六烯酸”。根据其分子结构特点，它属于ω-3（读作“欧米伽3”）脂肪酸。另一种ω-3脂肪酸是EPA（学名“二十碳五烯酸”）。DHA和EPA经常共存。一般我们更关注DHA，因为它十分“特别”，不仅分子结构中碳链最长、双键最多，而且生理功能非常重要，有证据表明，摄入充足的DHA有益于改善妊娠结局、婴儿早期神经和视觉功能发育，也可能有益于改善产后抑郁以及婴儿免疫功能和睡眠模式等。

DHA和EPA是构成胎儿脑组织的重要成分之一，故孕妇应摄入充足的DHA。世界卫生组织（WHO）和联合国粮农组织（FAO）联合脂肪专家委员会2008年建议，孕妇每天DHA和EPA的摄入量为300毫克，其中DHA至少200毫克。中国营养学会《中国居民膳食营养素参考摄入量（2013）》的建议与WHO相同。

DHA的食物来源有富含脂肪的鱼类、海鲜、蛋黄和海藻等，其他食物几乎不含DHA。所以《中国孕产妇及婴幼儿补充DHA的专家共识（2015）》建议，孕妇和乳母每周吃鱼2～3餐且至少有1餐是高脂肪鱼类（如三文鱼、金枪鱼、沙丁鱼、鳕鱼等深海鱼类），另外每天还要吃1个鸡蛋来加强DHA摄入。如果孕妇食谱中鱼类和蛋类不足的话，可应用DHA补充剂。

很多孕妇奶粉中添加了DHA。市面上还有很多鱼油或海藻油制剂，也可专门用来补充DHA。但要注意这些产品中DHA含量，很多鱼油（DHA）类保健食品以“调节血脂”为主要功能，其DHA含量较大，远远超过200毫克，不适用于孕妇补充DHA。但受国内保健食品管理法规的限制，DHA含量适合孕妇的产品通常不能获得保健食品批准文号，只能以普通食品身份出售，因此，其品质和品牌信誉尤显重要。

值得一提的是，包括孕妇在内的成年人身体能够合成一些DHA。合成DHA的原料是一种特定的脂肪酸——亚麻酸。经过复杂的转化过程，随食物摄入体内的亚麻酸演变为DHA，以解“燃眉之急”。亚麻籽油、紫苏油中亚麻酸含量很高，可达50%以上，是亚麻酸的可靠来源。日常食用的油脂，如大豆油、花生油、菜籽油、橄榄油等亚麻酸含量都较低。所以孕期食谱中最好包括一部分亚麻籽油和紫苏油。

碘

碘是人体合成甲状腺激素的关键原料。甲状腺激素由甲状腺合成，是主管机体代谢的主要激素之一。如果甲状腺激素合成减少，母体新陈代谢会降低，并因而严重影响胎儿发育。在孕早期，孕妇应检查甲状腺功能，以便及时发现并避免这种严重情况。

碘缺乏会导致胎儿体格发育和智力发育障碍。与未孕时相比，孕妇每天摄入碘应该增加90%。碘的主要膳食来源是加碘盐（即在普通食盐中加入碘）。自1996年我国开始执行强制食用加碘盐的政策以来，碘缺乏病基本已经被消除，现在碘缺乏病是极其少见的。孕妇可以通过加碘盐获得充足的碘，海带、紫菜、海产品亦提供较多碘，很多复合维生素矿物质也含有碘。

锌

锌是人体所需的重要微量元素之一。孕妇摄入充足的锌可以促进胎儿的生长发育，预防出生缺陷。有一值得注意的现象，自孕早期开始，孕妇血液中锌浓度不断下降，到分娩前降至2/3。而胎儿血液中锌浓度却不断上升，分娩前大约是母体的1.5倍。这说明，母体的锌被胎儿“优先”使用，母亲得注意补充锌。

锌的最好食物来源是贝壳类海产品和肉类。大部分植物性食物含锌量比较少，而且吸收率不高，白米饭、白馒头含锌量尤其少。粗粮中含有一些锌，但在精加工过程中损失殆尽。比如，小麦加工成精面粉后，80%的锌被去掉了。蔬菜、水果仅能提供少量的锌。瓜子、花生、核桃等坚果中锌含量较高。因此，如果孕妇食谱中缺少上述动物性食物，就应该服用补锌制剂。多主张选用含锌的复合维生素矿物质，而不是单独的葡萄糖酸锌（或其他单独的含锌化合物）。

判断孕妇是否缺锌目前没有简单、准确的方法。测定血清锌（微量元素测定）和发锌（头发中锌含量）等指标诊断意义都不大，不能仅依靠这些化验指标异常就诊断锌缺乏。

维生素C

维生素C是人体需要最多的维生素。根据中国营养学会《中国居民膳食营养素参考摄入量（2013）》建议，孕中期和孕晚期每天应摄入115毫克维生素C，未孕成年女性每天应摄入100毫克维生素C。

维生素C又称“抗坏血酸”，因为最早发现缺乏维生素C会引起坏血病而得名。坏血病以皮下出血、肌肉出血、关节出血、内脏出血为典型表现，缺铁性贫血也是其症状之一。维生素C缺乏引起出血的主要原因是，缺乏维生素C使血管变脆，通透性增加。已知维生素C与血管壁中胶原蛋白的合成有关。

除血管外，维生素C也影响皮肤、骨骼、内脏、胎盘等组织或器官中胶原蛋白的合成，并影响这些组织或器官的健康。实际上，维生素C还有许多其他重要生理功能，如抗氧化、抗癌、解毒、提高免疫力、促进胆固醇代谢、促进铁吸收、促进叶酸利用等。其中，维生素C促进铁吸收的作用对孕妇尤其重要。人体肠道只能吸收二价铁（Fe^{2+}），而维生素C可以促使三价铁（Fe^{3+}）还原为二价铁而利于吸收。研究表明，在膳食中添加维生素C可使铁的吸收率提高5～10倍。在治疗缺铁性贫血的临床实践中，维生素C经常与铁剂联合服用。

富含维生素C的食物主要是新鲜的蔬菜和水果。蔬菜中，辣椒、茼蒿、苦瓜、豆角、菠菜、韭菜、土豆、卷心菜、西蓝花、菜花等维生素C含量丰富；水果中，酸枣、红枣、草莓、猕猴桃、柑橘、柠檬等维生素C含量最多。维生素C含量丰富的食物见表5–3。

表5–3　维生素C含量丰富的食物（以100克可食部计）

食物名称	含量（毫克）	食物名称	含量（毫克）	食物名称	含量（毫克）
甜椒	72	四季豆	6	草莓	47
尖椒（红）	144	西红柿	19	苹果	4
油菜	36	菠菜	32	梨	6
大白菜	31	芹菜	12	桃	7
小白菜	28	生菜	13	枣	243
甘蓝	40	苋菜（绿）	47	葡萄	25
菜花	61	茼蒿	18	樱桃	10
西蓝花	51	莴笋	4	柑橘	28

续表

食物名称	含量（毫克）	食物名称	含量（毫克）	食物名称	含量（毫克）
空心菜	25	茄子	5	菠萝	18
冬瓜	18	黄瓜	9	香蕉	8
苦瓜	56	南瓜	8	西瓜	6
西葫芦	6	胡萝卜	16	香瓜	18
白萝卜	21	洋葱	8	柠檬	22
韭菜	24	土豆	27	杧果	23

注：数据引自《中国食物成分表（2002）》（中国疾病预防控制中心营养与食品安全所编制，北京大学医学出版社出版），想查询更多食物的维生素C含量请参阅此书。

一般而言，蔬菜中维生素C含量比水果更高一些，但蔬菜通常需加热烹调后食用，有相当一部分维生素C会被破坏。而水果一般都是生吃，无须加热，所含维生素C不会被破坏。两者各有所长，都是孕妇膳食结构中重要的组成部分。一般建议，孕妇每天应摄入蔬菜500克（其中绿叶菜300克）、水果200克。

食谱中蔬菜和水果较少时，或者出现缺铁性贫血时，服用维生素C制剂是比较可取的。大部分普通的维生素C丸，每丸含100毫克维生素C。很多复合型营养补充剂中也含有100毫克维生素C。为了治疗缺铁性贫血，每天要服用300毫克或更多的维生素C，维生素C剂量越大，促进铁吸收的作用越强。

补充维生素C是非常安全的。根据中国营养学会《中国居民膳食营养素参考摄入量（2013）》建议，孕妇每天摄入维生素C只要不超过2000毫克，就无须担心过多或副作用等。

维生素A和β-胡萝卜素

维生素A是第一个被发现的维生素，生理功能非常广泛，如促进生长发育，尤其是骨骼和生殖系统的发育；保持皮肤和黏膜的完整性；影响眼睛视力等。在体内，β-胡萝卜素可以转化为维生素A，发挥与维生素A相同的作用。不过，每6微克β－胡萝卜素才相当于1微克维生素A。

在动物实验中发现，孕早期缺乏维生素A可造成胎儿眼缺陷、骨骼缺陷、腭裂等。孕妇因缺乏维生素A可致早产、胎儿发育迟缓等。

维生素A主要来自动物性食物，如鱼、肉、蛋、奶、动物内脏等。其中，动物肝脏，如猪肝、羊肝、鸡肝含有大量的维生素A。β－胡萝卜素主要来自深色蔬菜和水果，如胡萝卜、南瓜、西红柿、韭菜、菠菜、西蓝花、柑橘等。

必须指出的是，孕妇摄入过多维生素A也容易造成胎儿畸形。所以世界卫生组织（WHO）和联合国粮农组织（FAO）专家委员会建议，孕妇每日维生素A的摄入总量应限制在3000微克（10000IU）以下。

一般日常饮食中，孕妇无须担心维生素A过多。如果服用含维生素A的补充剂，则要注意合适的维生素A剂量，每天不要超过6000IU。相比而言，服用β－胡萝卜素更为安全，即使超过3000微克也不会引起胎儿畸形。

绝大部分复合维生素矿物质都含有维生素A或β－胡萝卜素。鱼肝油制剂也同时含有维生素D和维生素A。

B族维生素

B族维生素包括维生素B_1（硫胺素）、维生素B_2（核黄素）、维生素B_6、维生素B_{12}（钴胺素）、维生素B_3（烟酸）、维生素B_1（生物素）等众多成员，连叶酸其实也包括在B族维生素之内。这些维生素成为“一族”是因为它们具有共同点，即以“辅酶”的形式参与人体生化反应，在人体能量代谢、物质代谢过程中发挥调节作用。因为孕妇体内能量代谢和物质代谢旺盛，所以与未怀孕时相比，孕妇需要更多的B族维生素。

B族维生素的主要食物来源是粗粮、豆类、绿色蔬菜、瘦肉类、禽肉类、动物内脏、鱼类、海鲜、蛋类、奶类以及坚果等。简而言之，就是来自各种健康食物的合理搭配。膳食结构搭配平衡，才能保证各种B族维生素的供应。

凡饮食搭配不够平衡的孕妇，都应该服用B族维生素补充剂（即复合维生素矿物质）。B族维生素为水溶性维生素，超出人体需要的部分很容易随尿液排出体外，所以它们的毒性极低，副作用极少。即使服用超过正常需要量数十倍的B族维生素也没发现有什么明显的不良后果。

维生素E

维生素E又称“生育酚”，因为最初发现它与动物的生育能力有关。直到现在，产科医生还会给先兆流产的孕妇开维生素E。维生素E在体内是重要的抗氧化剂之一，具有广泛的生理功能。

大多数孕妇无须特意补充维生素E。因为富含维生素E的食物比较多，包括植物油、新鲜蔬菜、坚果、蛋类、肉类、奶类和大豆类等，所以日常饮食很容易满足孕妇对维生素E的需要。另外，孕妇对维生素E的需要并没有因为怀孕而增加。在实际生活中，几乎从未发现缺乏维生素E的情况。

当然，可能考虑到维生素E毕竟是人体所需重要的营养素之一，所以绝大多数复合维生素矿物质中都含有维生素E。根据中国营养学会2013年的建议，孕妇每天应摄入维生素E14毫克。维生素E的毒性和副作用极小，每天摄入量在700毫克以下都是安全的。

膳食纤维

膳食纤维是一大类来自植物性食物的、无法被小肠消化吸收但可以被大肠细菌部分发酵利用的“残渣”，包括非淀粉多糖、抗性淀粉、低聚糖等多种结构不同的化合物，其中在日常食物中含量较多且较常见的有纤维素、半纤维素、木质素、果胶、树胶、海藻多糖等数种。

膳食纤维具有多种生理功能，其中最显著的是促进排便。这毫不奇怪，因为膳食纤维本身就是粪便组分之一，具有很强的吸水膨胀性能，而且还能使肠道正常菌群增殖。增加膳食纤维摄入是缓解孕期便秘问题的有效方法。根据中国营养学会《中国居民膳食营养素参考摄入量（2013）》建议，孕妇每天应摄入25克膳食纤维，便秘孕妇可能需要摄入更多。

膳食纤维主要来自粗粮、蔬菜、水果、豆类等食物。比较而言，白米饭、白米粥、白馒头、白面条、面包等精制谷物含膳食纤维很少。肉类、奶类、蛋类和鱼类等动物性食物则根本不含膳食纤维。因此，当发生便秘时，孕妇应该多吃粗杂粮、蔬菜和豆制品。常见食物中的膳食纤维（不可溶性）含量见表5-4。

孕妇额外补充一些膳食纤维制剂，对便秘、高血糖、高血脂和体重增长过快可能都有一些益处，但过多的膳食纤维会干扰铁、锌、钙等矿物质吸收。

表5-4　常见食物中的膳食纤维（不可溶性）含量（以100克可食部计）

食物	不可溶性膳食纤维含量（克）	食物	不可溶性膳食纤维含量（克）	食物	不可溶性膳食纤维含量（克）
粮食类					
麸皮	31.3	挂面（标准粉）	1.6	面条（平均）	0.8
馒头	1.3	花卷	1.5	油条	0.9
通心面	0.4	烙饼（标准粉）	1.9	稻米（平均）	0.7
小麦粉（标准粉）	2.1	小麦粉（富强粉）	0.6	香大米	0.6
早籼米（标一）	0.4	糯米	0.8	粳米（标一）	0.6
黑米	3.9	米饭（平均）	0.3	玉米面（白）	6.2
玉米（黄）	5.6	玉米（鲜）	2.9	玉米糁（黄）	3.6
大麦	9.9	小米	1.6	黄米	4.4
高粱米	4.3	荞麦	6.5	薏米	2

续表

食物	不可溶性膳食纤维含量（克）	食物	不可溶性膳食纤维含量（克）	食物	不可溶性膳食纤维含量（克）
蔬菜类					
白萝卜	1.0	青萝卜	0.8	胡萝卜	1.3
红萝卜	0.8	水萝卜	1.4	甜菜根	5.9
黄豆芽	1.5	绿豆芽	0.8	刀豆（鲜）	1.8
豆角	2.1	荷兰豆（鲜）	1.4	毛豆（鲜）	4.0
四季豆（鲜）	1.5	芸豆（鲜）	2.1	茄子（平均）	1.3
番茄（西红柿）	0.5	青椒（尖）	2.1	甜椒	1.4
冬瓜	0.7	南瓜	0.8	丝瓜	0.6
黄瓜	0.5	苦瓜	1.4	西葫芦	0.6
大葱	1.3	小葱	1.4	韭菜	1.4
大蒜	1.1	蒜苗	1.8	洋葱	0.9
韭黄	1.2	大白菜（平均）	0.8	酸菜	0.5
小白菜	1.1	娃娃菜	2.3	油菜	1.1
圆白菜	2.3	菜花	1.2	西蓝花	1.6
芹菜（茎）	1.2	生菜	0.7	莜麦菜	2.1
空心菜	1.4	菜心	1.7	甘蓝（卷心菜）	1
菠菜	1.7	苦菜	5.4	萝卜缨	2.9
落葵（木耳菜）	1.5	香菜	1.2	苋菜（绿）	2.2
芥蓝	1.6	茼蒿	1.2	荠菜	1.7
莴笋	0.6	竹笋	1.8	玉兰片	11.3
百合	1.7	黄花菜	7.7	莲藕	1.2
菱角	1.7	茭白	1.9	荸荠（马蹄）	1.1
马齿苋	0.7	蕨菜	0.4		

续表

食物	不可溶性膳食纤维含量（克）	食物	不可溶性膳食纤维含量（克）	食物	不可溶性膳食纤维含量（克）
菌藻类					
金针菇	2.7	蘑菇（鲜蘑）	2.1	木耳（干）	29.9
木耳（水发）	2.6	香菇（干）	31.6	香菇	3.3
银耳（干）	30.4	海带	0.5	紫菜（干）	21.6
水果类					
苹果（平均）	1.2	红富士苹果	2.1	梨（平均）	3.1
莱阳梨	2.6	桃（平均）	1.3	李子	0.9
杏	1.3	杏干	4.4	枣（鲜）	1.9
枣（干，大）	9.5	樱桃	0.3	葡萄（平均）	0.4
石榴（平均）	4.8	柿子	1.4	猕猴桃	2.6
草莓	1.1	橙子	0.6	柑橘（平均）	0.4
柠檬	1.3	柚子	0.4	榴梿	1.7
杧果	1.1（不溶）	木瓜	0.8	香蕉	1.2
菠萝	1.3	荔枝	0.5	阳桃	1.2
西瓜	0.3	白兰瓜	0.8	哈密瓜	0.2
甜瓜（香瓜）	0.4				
坚果类					
板栗（鲜）	1.7	松子（炒）	12.4	杏仁（大）	18.5
核桃	9.0	腰果	3.6	花生（炒）	6.3
花生仁（炒）	4.3	葵花子（炒）	4.8	西瓜子（炒）	4.5
南瓜子（炒）	4.1	芝麻（白）	9.8	芝麻（黑）	14
干豆与豆制品类					
豆腐皮	0.2	豆腐干（平均）	0.8	南豆腐	0.2

续表

食物	不可溶性膳食纤维含量（克）	食物	不可溶性膳食纤维含量（克）	食物	不可溶性膳食纤维含量（克）
北豆腐	0.5	豆腐（平均）	0.4	素鸡	0.9
烤麸	0.2	绿豆	6.4	红小豆	7.7
花豆（红）	5.5	花豆（紫）	7.4	芸豆（白）	9.8
芸豆（红）	8.3	蚕豆（带皮）	10.9	蚕豆（去皮）	2.5
扁豆	6.5	扁豆（白）	13.4	豇豆	7.1
豌豆	10.4				
薯类及制品					
红薯	1.6	土豆	0.7	藕粉	0.1
魔芋精粉	74.4	粉丝	1.1	粉条	0.6
点心及方便食品					
蛋糕	0.4	麻花	1.5	绿豆糕	1.2
桃酥	1.1	麦片	8.6	燕麦片	5.3
面包（平均）	0.5	方便面	0.7	饼干（平均）	1.1

注：表格中数据摘自《中国食物成分表（2002）》（中国疾病预防控制中心营养与食品安全所编著，杨月欣主编，北京大学医学出版社）。该版食物成分表中膳食纤维的检测方法为"中性洗涤法"。

蛋白质

最后让我们认识一下最重要的营养素——蛋白质。它是构成胎儿和母体新生组织的关键成分，是生命孕育的基础。所以孕妇需要摄入充足的优质蛋白才行。根据中国营养学会《中国居民膳食营养素参考摄入量（2013）》建议，孕中期和孕晚期每天应该多比常人摄入15克和30克蛋白质，使膳食蛋白质摄入总量达到70克和85克。

日常食物中含蛋白质比较多的有粮食（干重，10%左右）、畜禽鱼肉类（10%～20%）、蛋类（12%左右）、奶类（3%左右）、大豆类（干重，30%左右）、杂豆类（干重，20%左右）、坚果类（20%～30%）等。一般蔬菜、水果、薯类、饮料中蛋白质较少（1%左右）。常见食物中的蛋白质含量见表5-5。

表5-5　常见食物中的蛋白质含量（以100克可食部计）

食物（按可食部计）	蛋白质含量（%）	食物（按可食部计）	蛋白质含量（%）	食物（按可食部计）	蛋白质含量（%）
粮食类		**豆类**		**畜肉类**	
小麦富强粉	10.3	大豆	35	猪肉（肥瘦）	13.2
挂面	10.3	豆腐	8.1	猪肉（肥）	2.4
切面	7.3	内酯豆腐	5	猪肉（瘦）	20.3
方便面	9.5	豆浆	1.8	猪蹄	22.6
馒头	7	豆腐卷	17.9	猪小排	16.7
花卷	6.4	腐竹（干）	44.6	猪肝（新鲜）	19.7
面包	8.3	豆腐干	16.2	猪血	12.2
饼干	9	素鸡	16.5	午餐肉	9.4
稻米	7.4	烤麸	20.4	肉松	23.4
米饭	2.6	绿豆	21.6	火腿肠	14
糯米	7.3	蚕豆	21.6	蒜味肠	7.5
玉米面	8.1			牛肉（肥瘦）	19.9
小米	9	**禽类**		牛肚	14.5
荞麦	9.3	鸡腿	16	牛肉干	45.6
坚果类		鸡胸脯肉	19.4	羊肉（肥瘦）	19
核桃	14.9	鸡翅	17.4	羊肝	17.9
大杏仁	19.9	鸡肝	16.6	羊血	6.8
腰果	17.3	鸡（整只）	19.3	狗肉	16.8

续表

食物（按可食部计）	蛋白质含量（%）	食物（按可食部计）	蛋白质含量（%）	食物（按可食部计）	蛋白质含量（%）
花生（炒）	21.7	鸭（整只）	19.7	兔肉	19.7
葵花子（炒）	22.6	鹅（整只）	19.9	**鱼类**	
西瓜子（炒）	32.7	火鸡腿	20	草鱼	16.6
白芝麻	18.4			鲤鱼	17.6
蔬菜类		**蛋类**		泥鳅	17.9
土豆	2	鸡蛋	13.3	鲢鱼	17.8
胡萝卜	1.4	鸭蛋	12.6	带鱼	17.7
荷兰豆	2.5	**奶类**		黄花鱼	17.7
四季豆	2	牛奶	3	鲅鱼	21.2
茄子	1.1	酸奶	2.5	鲳鱼	18.5
西红柿	0.9	奶酪	25.7	比目鱼	20.8
青尖椒	1.9	奶油	0.7	鳗鱼	18.6
冬瓜	0.4	**海鲜类**		**其他类**	
黄瓜	0.8	对虾	18.6	茶水	0.1
大白菜	1.5	基围虾	18.2	大雪糕	2.2
油菜	1.8	海蟹	13.8	果味奶	0.9
菠菜	2.6	鲍鱼	12.6	鲜橘汁	0.1
水果类		扇贝（鲜）	11.2	豆油	0
苹果	0.2	海参（干）	50.2	花生油	0
葡萄	0.5	海参（水发）	6	巧克力	4.3
西瓜	0.6	鱿鱼（鲜）	17.4	蜂蜜	0.4
柑橘	0.7	海蜇皮	3.7	田鸡腿	11.8

注：数据引自《中国食物成分表（2002）》（中国疾病预防控制中心营养与食品安全所编制，北京大学医学出版社出版），想查询更多食物的蛋白质含量请参阅此书。

鱼虾、禽类、畜肉（包括内脏）、蛋类、奶类等动物性食物以及大豆制品含较多的蛋白质，且为优质蛋白，是孕妇所需蛋白质最重要的来源。谷类（主食）中的蛋白质也不少，但质量较差，营养价值较低。而蔬菜和水果中蛋白质通常很少，质量也很低。另外，坚果类如花生、瓜子、核桃、腰果、杏仁等也还有较多蛋白质，其含量与大豆相当。

因此，孕中期和孕晚期膳食中要增加动物性食物的摄入量，其中，奶类每天300毫升～500毫升，鸡蛋每天1个，肉类和鱼虾合计应达到150克～200克。同时，要增加大豆制品和坚果摄入量。

只要孕妇食谱中鱼、肉、蛋、奶、大豆制品和坚果摄入量达到上述推荐值，再加上谷类等主食类食物提供的蛋白质，就可以满足母子双方的蛋白质需要。一般没必要服用蛋白粉来补充蛋白质（食谱中缺少鱼肉蛋奶和大豆制品的除外）。目前，市面上常见的蛋白质粉产品主要成分是大豆蛋白或乳清蛋白，或两者兼而有之，其营养价值较高，但不会超过鸡蛋、牛奶等天然食物中的蛋白质。患有妊娠高血压疾病或肾功能不全的孕妇，尤其不要盲目补充蛋白质。

营养补充剂

营养素补充剂通常是指各种维生素、矿物质以及它们的合剂（即复合维生素矿物质），有时也包括蛋白质、DHA和膳食纤维等。在理论上，只要孕妇把日常饮食搭配平衡，就可以获得全面的营养素，满足胎儿生长发育的一切营养需要。然而在现实中，受到种种条件的制约，孕妇饮食常常难以达到理想的平衡，比如工作节奏太快，饮食不规律；孕前饮食习惯不佳，怀孕后也没有改进；早孕反应影响进食；地域性风俗习惯影响进食等。

在这种情况下，积极采取措施，不论是吃特定的食物（如猪肝补铁，牛奶补钙等），还是口服营养素补充剂（如维生素C促进铁吸收、维生素D促进钙吸收等），都是有益的。适当服用营养素补充剂可防治孕妇和婴幼儿营养缺乏，以及由营养缺乏导致的贫血、出生缺陷、佝偻病、骨质疏松等。

适用于孕妇的营养素补充剂大多是复合维生素矿物质、DHA、蛋白质粉和膳食纤维等。复合维生素矿物质类产品有些是“药准字”（OTC，即非处方药）的，有些是“保健食品”批准文号的，有些属于普通食品；有些是国产的，有些是进口的，还有网络代购的。DHA类产品包括深海鱼油和藻油等，大多为普通食品。蛋白质粉有的是保健食品，有的是普通食品。不论哪一种，各种营养素含量和品牌信誉都是最重要的，孕妇选用时首先要确保品质可靠，剂量合适。

孕妇选用复合维生素矿物质是很普遍的，但有时候为了解决特定的问题，选择单独一种维生素或矿物质可能更好一些。比如，备孕期和孕早期每天服用400微克叶酸预防出生缺陷；孕早期每天服用30毫克维生素B_6缓解呕吐；贫血时每天服用180毫克铁和300毫克维生素C来补血。当情况比较复杂时，孕妇需要咨询有经验的医师或营养师。

第六章

妊娠糖尿病的饮食方案

血糖，顾名思义就是血液里的糖，通常指的是葡萄糖。葡萄糖听起来甜蜜、柔软，但却肩负着对于人体至关重要的意义。它不仅是母体所需能量最主要、最直接、最快捷的来源，还是宫内胎儿每时每刻生长的能量来源，支撑着孕妇及胎儿双方各个组织、器官、系统的正常运作。尤其重要的是，葡萄糖几乎是大脑和神经细胞活动的唯一能量来源。

不过，如果孕妇血糖过高，则将胎儿置于危险境地，会增加早产、肩难产或产伤、收治新生儿重症监护病房、高胆红素血症、妊娠毒血症等各种异常情况的发生风险，故应引起高度重视。

血糖的由来

血糖大部分来自食物，主要是各种谷类、薯类、水果和蔬菜等。这些植物性食物中含有较多碳水化合物（又称为“糖类”），它们是植物叶子通过光合作用合成的。碳水化合物经过人体胃肠道消化、吸收等加工过程，最后成为血液中的葡萄糖，供人体利用。

在进食富含碳水化合物的食物之后，血液中的葡萄糖大增，血糖水平升高。与此同时，人的胰腺开始分泌一种重要激素——胰岛素。胰岛素一方面促进葡萄糖代谢为能量，满足人体需要，比如用于运动消耗、维持体温和心跳等；另一方面把一时用不了的葡萄糖转化为一种叫“糖原”的东西储存在肝脏和肌肉组织中。不过，这种储存十分有限，只能储存少量葡萄糖。如果葡萄糖还没利用完，胰岛素就会把葡萄糖转化成脂肪，储存在脂肪细胞之中。脂肪储存能力超强，目前还没有发现脂肪细胞储存脂肪的极限在哪里。

胰岛素既促进葡萄糖代谢为能量，又促进葡萄糖转化为糖原或脂肪，结果就是使升高的血糖下降，维持在正常水平。如果由于某种原因，胰岛素不能正常发挥作用，那么血糖水平就不能正常下降，会持续在较高水平，即高血糖，这是糖尿病最基本的问题，妊娠糖尿病也不例外。

在空腹（饥饿）时，膳食中吸收的葡萄糖不足以满足身体能量的需要，血糖水平下降。当血糖水平下降至一定程度时，人体胰腺分泌另外一种重要激素——胰高血糖素。顾名思义，胰高血糖素会使血糖升高，它动员肝糖原分解为葡萄糖，当肝糖原耗竭后，再动员体内脂肪，一方面促使脂肪中的脂肪酸直接氧化提供能量，以弥补葡萄糖供能的缺口；另一方面促使来自脂肪分解的甘油以及其他物质在肝脏转化为葡萄糖，以避免血糖水平过度降低（低血糖）。脂肪酸大量氧化供能时，会产生酮体。酮体会出现在尿液中，当尿液检测发现有较多酮体时，即为医生所说的酮症。酮症对发育中的胎儿很可能会产生不良影响，应尽量避免。

总之，我们血液中的葡萄糖主要来自食物中的碳水化合物。在胰岛素和胰高血糖素互相“对立”的调节下，血液中葡萄糖浓度（血糖水平）既有一定的高低波动，又不会超出正常的范围。如果激素（通常是胰岛素）作用有缺陷，则有可能导致血糖水平过高或过低，分别称为“高血糖”或“低血糖”，这两种情况均与糖尿病有关。

妊娠糖尿病

孕期合并糖尿病包括两种情况，即“孕前糖尿病”和“妊娠期糖尿病（GDM）”。前者是指怀孕之前就已经患有糖尿病，先有糖尿病后怀孕；后者是指怀孕之前血糖正常，怀孕期间才出现的糖代谢异常，先怀孕后有糖尿病。这两种情况有很大不同，比如孕前糖尿病较难控制，大多数需要使用胰岛素；相反，妊娠期糖尿病容易控制，大多数（90%）可通过饮食和运动满意控制。又比如妊娠期糖尿病绝大多数会在分娩后自行好转，但孕前糖尿病则不会。因此，当孕妇发现高血糖时，首先要明确自己是哪种情况。一般地，妊娠期糖尿病更为常见，本章重点讨论妊娠期糖尿病。

妊娠期糖尿病如何诊断

妊娠期糖尿病的诊断标准与普通糖尿病有很大不同，标准更为严格，也就是说，很多孕妇妊娠糖尿病如果按照普通糖尿病的诊断标准来评判的话，其血糖水平应该属于正常范围。换言之，为了保证胎儿健康，对孕期血糖的要求更严格一些。

一般要求孕妇在妊娠24～28周抽血化验血糖。通常先检验空腹血糖，如果空腹血糖＜4.4毫摩尔/升就属于正常血糖；如果空腹血糖≥5.1毫摩尔/升，则直接诊断为妊娠糖尿病；如果空腹血糖为4.4毫摩尔/升～5.1毫摩尔/升，则要做进一步检查，即葡萄糖耐量实验（OGTT）。

葡萄糖耐量实验（OGTT）是指把75克葡萄糖溶解成300毫升糖水，让孕妇在5分钟内口服。然后分别抽取孕妇服糖前（空腹）及服糖后1小时、2小时的静脉血化验血糖。如果空腹血糖≥5.1毫摩尔/升，或1小时血糖≥10.0毫摩尔/升，或2小时血糖8.5毫摩尔/升，则可诊断为妊娠糖尿病。要注意的是，OGTT检查前要禁食至少8小时，试验前连续3天正常饮食（碳水化合物≥150克），检查期间静坐（不能活动）、禁烟。

应该强调的是，化验血糖的标准时机是24～28周，太早或太晚化验血糖都容易做出错误判断。比如孕早期血糖水平其实是降低的，而32～34周血糖水平是升高的。另外，如果化验发现空腹血糖≥7.0毫摩尔/升，或2小时血糖≥11.1毫摩尔/升，则要怀疑是否孕前糖尿病，除非孕前已经化验血糖并排除糖尿病。

孕期为何易患糖尿病

很多人可能不知道，正常情况下，孕早期和孕中期血糖水平比未孕时降低约10%。其原因是多方面的，包括胎儿从母体血液中摄取葡萄糖，母体尿液中丢失一些葡萄糖，雌激素和孕激素增加母体对葡萄糖的利用。在孕中期后段（自孕24周开始），血糖开始有所升高。随着妊娠进展，胎盘分泌的一些激素如糖皮质激素、黄体酮、胎盘泌乳素等开始干扰胰岛素的作用，使胰岛素的敏感性下降，胰岛素不能很好地发挥作用，导致血糖升高，容易患妊娠期糖尿病。

谁更容易患妊娠糖尿病

现已发现，有一些孕妇比其他孕妇更容易患糖尿病，是妊娠糖尿病的高危人群。易患糖尿病孕妇具有以下特征中的一项或多项：肥胖（尤其是重度肥胖）、多囊卵巢综合征、一级亲属患2型糖尿病、过去怀孕曾患妊娠期糖尿病、分娩过巨大儿、妊娠早期空腹尿糖反复阳性等。毫无疑问，具有这些特征的孕妇应加倍小心，关注自身的血糖水平，及时发现、早期诊治妊娠糖尿病。

所有孕妇均有患妊娠糖尿病的可能，所以目前通行做法是所有孕妇在孕24~28周时进行血糖检测（空腹血糖或OGTT），以早期发现妊娠糖尿病。

在不同的地域、种族、年龄、体形的人群中，妊娠糖尿病的发病率有所不同。最高的人群妊娠糖尿病发病率为13.8%，最低仅为0.15%。大致规律是，妊娠年龄越大，则糖尿病发病率越高；亚洲或亚裔人高于白种人；肥胖者高于体形正常者；曾经患过妊娠糖尿病的人再次怀孕更容易患妊娠糖尿病。

妊娠糖尿病的结局如何

实践表明，妊娠糖尿病孕妇分娩的宝宝更容易出现低血糖、低钙、低镁水平、红细胞增多症、黄疸等。但这些状况只要医生及时处理是相对容易治疗的，通常不会有什么致命危险。

宝宝出生，胎盘分娩出来之后，干扰孕妇胰岛素发挥作用的因素就消失了，所以血糖基本会恢复正常。仅有少数妊娠糖尿病孕妇在分娩后，血糖水平仍然很高，未能恢复正常。最可能的原因是，她们在怀孕之前就是糖尿病患者但没有被发现，等到怀孕之后才发现糖尿病。这种情况需要按普通人2型糖尿病原则继续诊治。

那些在产后血糖水平恢复了正常的孕妇，也应该提高警惕。妊娠期糖尿病孕妇在生育后也容易患上2型糖尿病。为此，她们还要做很多事情，如保持合适的体重、规律的运动、控制饮食、加强血糖监测以及时发现异常状况等。

妊娠糖尿病化验指标有哪些

空腹血糖是指8小时之内未进食后的血糖水平，通常是指早晨起床之后。空腹血糖水平高低受很多因素影响，比如血糖严重程度、前一天晚上进餐内容、当天抽血时间以及当时的身体条件等。

餐后血糖是指进餐之后1小时或2小时的血糖水平，对诊治糖尿病的意义比空腹血糖更大。因为餐后血糖更能准确衡量胰岛素功能。另外，普通人一天（24小时）大部分时间（从早餐后到半夜）其实都是餐后状态，真正空腹状态只有凌晨到早餐前的几小时。显然，餐后血糖异常升高的后果更为严重。

当然，临床上检测餐后血糖时多以餐后2小时血糖为代表，而且为了避免进食量和食物品种对血糖的影响，使血糖诊断值标准化，实际检测时并不是随便哪一餐后2小时的血糖，而是空腹状态下口服75克糖水2小时后的血糖数值。

糖化血红蛋白（HbA1c）也是衡量血糖水平的常用指标。顾名思义，糖化血红蛋白是血红蛋白与葡萄糖结合而成。血液中葡萄糖与血红蛋白的结合过程很缓慢，且不可逆，一旦形成就一直存在于红细胞当中。因为红细胞的平均寿命为60天，所以糖化血红蛋白能反应测定前2～3个月的平均血糖水平。与血糖不同，糖化血红蛋白不受空腹或进食的影响，可以在任意时段检测，不用理会什么空腹、餐后或者进食时间，因而它是反映血糖水平高低的一个更好的指标，常用来监测血糖水平。

血糖监测方案

为了把对胎儿的不良影响降至最低，妊娠期糖尿病血糖控制目标是餐前及餐后2小时分别小于5.3毫摩尔/升和小于6.7毫摩尔/升，有时还要检测餐后1小时血糖、夜间血糖和糖化血红蛋白（HbAlc），具体数值要求见表6-1。与妊娠期糖尿病不同，孕前糖尿病血糖控制不能过于严格，以防低血糖，其各项血糖指标的数值要求见表6-1。

表6-1　妊娠期和孕前血糖控制目标

	餐前血糖（毫摩尔/升）	餐后1小时血糖（毫摩尔/升）	餐后2小时血糖（毫摩尔/升）	夜间血糖（毫摩尔/升）	糖化血红蛋白（HbAlc）
妊娠糖尿病（GDM）	≤5.3	≤7.8	≤6.7	不低于3.3	<5.5%
孕前糖尿病	3.3～5.6	5.6～7.1		3.3～5.6	<6.0%

注：摘自中华医学会妇产科学分会《妊娠合并糖尿病诊治指南（2014）》

患有妊娠糖尿病的孕妇应购买血糖仪自我监测血糖。血糖仪采指尖血监测血糖，操作简单，容易掌握，非常实用。通过自我监测血糖，可以了解自己的血糖水平，及时调整饮食，掌握自己对各种食物的反应。实践证明，每个人对每种食物或混合食物的消化能力是不同的，必须通过监测血糖，才能找出适合自己的饮食餐单。结合饮食记录，我们可以自行判断饮食是否适合自己。自我监测血糖还能及时发现问题，寻求医生帮助。就医时，自我监测血糖的数据能提供给产科医生大量信息，有利于医生对血糖状况做出准确的判断。

每天检测血糖的次数要根据病情决定。一般地，新诊断孕妇、血糖控制不良或不稳定者以及应用胰岛素者，每日应检测血糖7次，包括三餐前30分钟各1次、三餐后2小时各1次，再加上夜间血糖1次。使用胰岛素且血糖控制稳定者，检测血糖的次数可以减少，但每周应至少认真监测1天（24小时）血糖情况，及检测夜间血糖、三餐前30分钟及三餐后2小时血糖共7次，还要检测尿酮体（用专门的试纸）。检测尿酮体能及时发现孕妇碳水化合物或能量摄取不足，以及早期糖尿病酮症酸中毒。这些监测结果用以指导整胰岛素用量。不需要胰岛素治疗且血糖控制稳定者，建议每周至少监测1次全天血糖，包括空腹血糖及三餐后2小时血糖共4次。孕妇出现不明原因恶心、呕吐、乏力等不适时应及时检测血糖，更加个性化的血糖监测方案需要遵医嘱，但不主张常规应用“连续动态血糖监测”，也不建议检测尿糖。

糖化血红蛋白（HbAlc）是评估糖尿病长期控制情况的良好指标，多用于妊娠糖尿病初次评估。应用胰岛素治疗的糖尿病孕妇，推荐每2个月检测1次。

妊娠糖尿病的药物治疗

在实践中，通过饮食控制和身体活动，并配合胰岛素治疗，患有妊娠糖尿病的孕妇一样可以享有健康的血糖水平，可以享受美食，享受愉快的妊娠过程，并孕育健康的宝宝。

与其他疾病治疗相比，妊娠糖尿病的治疗更加需要患者自己的配合，不论饮食控制和身体活动管理，还是注射胰岛素并监测血糖，都需要患者自己做大量细致的工作，不能完全依赖医院或医生。这些工作对一部分患者是不愿承受的负担，但对另外一部分患者则是照料自己的机遇。

孕前已经确诊糖尿病的女性

患糖尿病的女性准备妊娠之前一定要进行充分的准备，大致有以下3种情况：

①如果没有使用口服降糖药物或胰岛素，仅靠饮食及运动就把血糖控制在理想范围（请向内分泌科医生咨询，会给出适当的血糖范围），那么可以与正常的女性一样进行孕前准备。如果想做得更妥当一些的话，可以监测糖化血红蛋白，做一份完整的饮食记录，咨询专业营养师的建议。

②如果正使用口服降糖药或胰岛素治疗，就必须征求临床医生的意见。一般会要求在准备受孕的几个月之内，停止使用口服降糖药，改用胰岛素注射控制血糖。这主要是担心口服降糖药物会影响胎儿发育。一旦使用胰岛素治疗，那么对饮食、运动的

配合要求会更严格，要提防出现低血糖。现在，口服降糖药物二甲双胍和格列本脲在妊娠糖尿病孕妇中应用的安全性和有效性不断被证实，但我国尚缺乏相关研究，还没有达成广泛的共识。

③如果血糖水平很不理想，尤其糖化血红蛋白超过一定范畴（请向产科或内分泌科医生咨询，会明确告知这个范畴是多少），不论是否使用药物，医生都会建议暂时先不要考虑妊娠，因为高血糖可能会导致畸形、自然流产等严重问题。

妊娠期间确诊糖尿病的女性

在实践工作中，我们遇到的最不可思议的事情是，有些孕妇在进行糖耐量试验（OGTT）时不按要求做，少喝糖粉，喝糖后有意增加运动，以期得到正常的试验结果。这种掩耳盗铃的行为只是推迟了问题的发现，而不会阻止问题的发生。还有一些孕妇对糖耐量试验（OGTT）有抵触情绪或心存侥幸，这些自欺欺人的行为都是不明智的。及时检查，及早发现问题，解决问题，方是明智的好妈妈。

1.进行必要的检查

孕妇在就医时，提供详细病史，有利于判断病情；提供膳食日记，有利于营养师根据饮食喜好和生活方式制订合理的膳食计划。

体格检查方面，身高、体重、血压、眼底、足部变化等都是很有价值的重要信息。

实验室检查方面需要做的事情更多。糖尿病酮症酸中毒或血糖明显升高者应急查血糖、酸碱度、电解质及酮体。非急症者应做尿液分析、血糖和糖化血红蛋白（HbA1c）测定。通常还要增加血脂、肝肾功能、电解质和全血细胞计数等检测项目。其中，血脂（总胆固醇、甘油三酯、高密度胆固醇、低密度胆固醇）水平是大血管病变的高危因素，是糖尿病评估的重要内容。

医生会根据上述检查、检测的结果制订治疗方案，必要时医生可能建议孕妇住院治疗。

2.正确认识并使用胰岛素

很多时候，医生会建议患妊娠糖尿病的孕妇使用胰岛素控制血糖。为了自己和宝宝健康，孕妇应听从医生的建议。不少人对注射胰岛素有恐惧心理，或者嫌麻烦，或者错误地夸大胰岛素的副作用，因而拒绝使用胰岛素，这是不明智的。

实际上，长期以来，医生对胰岛素的效果和安全性已经有了深入了解，胰岛素的种类及用量可以做到高度个体化。只要遵从医生的建议，并加强监测，胰岛素安全、有效，就可以避免高血糖对胎儿发育造成的伤害。利弊权衡之后，积极使用胰岛素不失为明智之举。

一般来说，通过医护人员的悉心指导，掌握胰岛素的注射是很容易的。胰岛素有短效、长效、预混（长短效混合）等多个类型，医生会根据血糖波动做调整。护士会指导注射胰岛素的方式及部位。通常，胰岛素注射的部位有腹部、手臂、大腿及臀部。腹部是较为普遍的注射部位。此外，胰岛素的储存、注射的消毒程序都要严格听从医护人员的建议。

患有妊娠糖尿病的孕妇要学会根据自己的身体活动量，调整饮食量及胰岛素用量。

3.警惕低血糖

孕早期由于激素变化导致消化系统发生改变，致使孕妇容易出现低血糖。糖尿病控制不当更容易发生低血糖，比如过度运动、注射胰岛素时间过早而未及时进食、未进餐或延迟进餐时间等。

低血糖常见的症状有疲倦、无力、神经紧张、心跳加快、头痛、昏睡、饥饿感明显、视力模糊、出虚汗、口唇麻木、面色苍白等。低血糖对孕妇和胎儿是很危险的，发生后应立即处理。

出现低血糖时应立即吃“糖”，如含糖饼干、甜饮料、糖果、糖水、蜂蜜、巧克力或葡萄糖粉等。如果5分钟内症状仍无改善，应再吃更多的糖。10分钟后仍无改善，必须就医。

低血糖多在餐前发生，所以低血糖纠正后，还应在下一餐前吃一点儿含碳水化合物的谷类、水果等防止低血糖再度发生。频繁发生低血糖时要调整胰岛素用量，少量多餐，即在两顿正餐之间加餐。

妊娠糖尿病的饮食治疗

饮食治疗对任何类型糖尿病都是行之有效、最基本的治疗手段，妊娠糖尿病也不例外，而且尤为重要。大约有90%的妊娠糖尿病孕妇，仅通过合理的饮食治疗就可以把血糖维持在正常范围内。

成功的饮食治疗不但可以维持理想的血糖水平，还可以维持正常体重增加，避免孕妇和胎儿发生营养不足，享用多样化的美味食物。要实现这些虽然不容易，但却一定要做到，这需要医生、营养师、患者及家属携手参与其中。

合理的餐单可以满足孕妇和胎儿的一切营养需要，并且不使血糖超出范围。有经验的营养师能提供合理的饮食方案，它根据需要根据某位孕妇的体重、身高、年龄、运动量、口味以及怀孕的时期来确定。而且，这个餐单（饮食方案）不是一成不变的，还要根据孕妇的膳食、体重增加情况、孕期做必要的调整。

这看上去有点儿复杂，在实践中也的确复杂。我们建议，所有患妊娠糖尿病的孕妇都应该主动寻求专业营养师的帮助，以确定适合自己的、个体化的饮食治疗方案。在本书中，我们将给出示范食谱，并讨论其基本原则。

妊娠糖尿病食谱示范

表6-2是妊娠糖尿病患者一日食谱举例，总能量约1800千卡，适合中等身材、体重增长正常的孕中后期妊娠糖尿病孕妇。

表6-2 1800千卡妊娠糖尿病患者一日食谱

餐次	类别	食材	烹调方法或说明
早餐	谷类	燕麦片40克	用热奶冲调
	蛋白质食物	鸡蛋1个，脱脂奶250毫升	必须脱脂
	蔬菜	黄瓜青椒洋葱100克	凉拌，不放油
上午加餐	水果	苹果150克	
午餐	谷类	全麦馒头（全麦面粉100克）	或其他粗粮
	蛋白质食物	瘦肉100克	肉酱蒸油菜、木耳
	蔬菜	蒸油菜、木耳、魔芋丝250克	
	烹调油	橄榄油10克	
晚餐	谷类	杂粮饭（粮食100克）	或其他粗粮
	蛋白质食物	刀鱼1块（毛重65克）、豆腐皮50克	炖鱼块 西蓝花豆腐皮（100克豆腐=50克豆腐皮）
	蔬菜	西蓝花、胡萝卜200克	
	烹调油	橄榄油15克	
晚上加餐	奶类	脱脂牛奶250毫升（酸奶180克）	
	营养补充剂	复合维生素矿物质1粒	孕妇专用剂型

总量控制，满足体重增加

为控制血糖异常升高，首先要控制食物的总量（总能量）。为孕妇编制糖尿病食谱时，营养师一般要先计算一日总能量的数值，然后根据这个数值来编制食谱。计算公式是，总能量（千卡）=（身高－105）×30。比如，一个身高是165厘米的妊娠糖尿病孕妇，她一日能量需要是（165－105）×30=1800千卡。当然，实践中还要考虑她孕前是否肥胖或消瘦，目前体重增长是否合理，体力活动情况等因素。孕前比较瘦，体重增长比较慢，体力活动比较多时，公式中的30可以换成35。一般地，妊娠糖尿病孕妇全天能量在1500千卡～2000千卡的范围内都是允许的。但妊娠早期不应低于1500千卡/日，妊娠晚期不应低于1800千卡/日，以免能量限制过度，碳水化合物摄入不足导致酮症，对孕妇和胎儿都会产生不利影响。

必须强调，不论如何计算，这个能量数值只是参考，并非关键。妊娠糖尿病饮食控制的关键是要维持孕妇体重正常增长速度（与普通孕妇相同，参阅第四章）。糖尿病饮食控制应该在维持孕妇体重正常增长的前提下，兼顾血糖水平。一般不建议以牺牲体重正常增长为代价，换取较低的血糖水平。有些妊娠糖尿病孕妇吃的食物太少，虽然有助于降低血糖水平，但导致体重无法正常增长，甚至减轻了体重，这对胎儿是有风险的。有时候，饮食控制能维持体重正常增长，但血糖水平总是不够理想，那就应该考虑使用或调整胰岛素加强药物治疗了。

另外，妊娠糖尿病孕妇必须严格控制体重增长速度在正常范围（或正常范围稍低），避免出现体重过快、过多增长，否则很难控制血糖。而且，虽然妊娠糖尿病孕妇体重增长合理范围与普通孕妇相同，进食总量（总能量）并不比普通孕妇少很多，但是为了应对高血糖，糖尿病孕妇必须对进餐的方式和食物的品种进行调整，这又与普通孕妇有很大的不同。

少量多餐，定时定量

有规律地、定时定量地进餐是维持胰岛素正常分泌的必要条件，也是避免血糖水平过度波动的基础。对妊娠糖尿病患者，必须定时、定量地进餐，饥一顿饱一顿的进餐方式将造成严重后果，尤其是使用胰岛素治疗的孕妇。

进餐次数也非常重要。在进餐总量（总能量）相同的情况下，一日多餐比一日三餐更有利于血糖控制。中华医学会妇产科学分会《妊娠合并糖尿病诊治指南（2014）》建议，少量多餐、定时定量进餐对血糖控制非常重要。早、中、晚三餐的能量应控制在每日摄入总能量的10%～15%、30%、30%，每次加餐的能量可以占5%～10%（每天有2～3次加餐），有助于防止餐前过度饥饿。因此，上述妊娠糖尿病食谱设计了5餐，3顿正餐2顿加餐，并尽量把主食和水果等富含碳水化合物较多的食物分开食用（少量多餐），以抑制餐后血糖水平异常升高，这是因为主食、水果等食物中所含丰富碳水化合物是血糖最直接、最主要的来源。

不过，需要强调的是，一日多餐的目的是减少正餐的一部分能量作为加餐，以保证餐后血糖不至于过高，以及空腹血糖不至于过低。要实现这一目的，前提条件是一日进餐总量（总能量）是固定的，不能因为加餐而使一日进餐总量（总能量）超标。简而言之，少量多次或者加餐，不能导致吃得更多，否则前功尽弃。

快节奏的工作生活让很多孕妇按时进餐成为难题，但只要提高认识，提前安排餐食，仍然可以做到，切忌“临时抱佛脚”的做法。在外工作时，可以准备的加餐食物也有很多，比如，牛奶、酸奶等奶制品，鸡蛋、鸭蛋、鹌鹑蛋等蛋类，还有燕麦片、豆浆、全麦面包、自制酱牛肉、自制方便食品、水果、坚果等。

主食要粗细搭配，以粗为主

在控制总量（总能量）的前提下，妊娠糖尿病孕妇要特别关注富含碳水化合物的食物，如粮食、薯类、水果等，它们是餐后血糖最直接、最主要的来源。为了衡量不同食物对血糖，尤其是餐后血糖的影响，糖尿病孕妇了解食物血糖生成指数（GI）这个概念是非常必要的。

血糖生成指数（GI）用来衡量一种食物经消化吸收后升高血糖的幅度。有些食物比如白米粥、白米饭、白馒头等，进食后可使血糖明显升高，亦即它们的GI比较高，通常为80～90。而有些食物比如小米饭、全麦馒头等，在碳水化合物含量相同的条件下（这一点非常重要），进食后血糖升高没有那么明显，亦即它们的GI比较低，通常为60～70。

显然，糖尿病孕妇要选择GI较低的食物。常见食物的GI值参见表6-3。一般认为，GI＞70为高GI食物，GI在55～70为中等GI食物，GI＜55为低GI食物。糖尿病孕妇应多选择低GI食物，适量选择中等GI食物，尽量避免高GI食物。

血糖生成指数（GI）在1981年由加拿大学者詹金斯（Jenkins）提出，是衡量食物引起血糖反应的一项有效生理学指数，如今已广泛应用于糖尿病及其他慢性病的防治。GI的定义为含50克碳水化合物试验食物的血糖应答曲线（试验者吃下该食物后，依一定的时间顺序，多次抽取血液并化验血糖，建立以时间为横轴、以血糖水平为纵轴的曲线）下面积，并与含等量碳水化合物标准参考物（葡萄糖或白面包）的血糖应答曲线下面积相比，计算相对数值（国内常以葡萄糖的GI为100）。

众所周知，粗粮（如黑米、玉米、燕麦、荞麦等）、杂豆类（如绿豆、扁豆、四季豆等）GI较低，餐后血糖升高速度较慢，有助于控制血糖。而白米饭、白馒头、白面条、白面包等精制谷物GI较高，餐后血糖升高较快，不利于血糖控制。因此，主食类粗细搭配，以粗为主是糖尿病饮食的关键之一，杂粮饭、杂豆饭、杂粮粥、全麦馒头、燕麦片等主食特别适合妊娠糖尿病孕妇。比如白米饭的GI是83.2，扁豆米饭的GI是68.9（扁豆占1/4）。

需要提醒的是，糯米、黄米等黏性较大的谷物GI也较高，餐后血糖升高也很快。此外，油条、油饼、油炸馒头等加油主食GI虽然比米饭、馒头低一些，但因为含大量脂肪，能量很高，不适合妊娠糖尿病孕妇。粉条和藕粉是典型的低GI食物，但因为它们除了含淀粉之外，其他营养成分较少，营养价值较低，所以不建议糖尿病孕妇选用。

妊娠糖尿病孕妇主食类食物宜忌

推荐食用的谷类食物：全麦粉（全面馒头、全麦面包、全麦面条、全麦饺子、全麦包子等）、糙米（糙米饭、糙米粥等）、燕麦（燕麦片、燕麦粉等）、荞麦粉（荞麦面条、荞麦饺子、荞麦包子、荞麦馒头、荞麦冷面等）、小米（小米饭、小米馒头等）、玉米（玉米面饼子、玉米粒饭、鲜玉米棒、玉米碴饭等）、高粱米（高粱米饭、高粱米饼）、薏米、大麦米、麸皮、黑米等。

限制食用的谷类食物：白米饭、白米粥、白馒头、白花卷、白面条、白面包、普通饼干、汉堡包、三明治、糯米粥等。

避免食用的谷类食物：油条、油麻花、葱油饼、抛饼、麻团、酥皮点心、方便面、雪米饼、膨化小零食等。

精心搭配食物，尽量复杂些

除粗细搭配外，主食与其他食物（如肉类、鱼虾和蔬菜等）搭配食用也会使餐后血糖下降。比如单独吃馒头时GI为88.1，当把馒头与酱牛肉（几乎不含碳水化合物）搭配食用时，其GI为49.4；单独吃米饭的GI为88.1，当把米饭与鱼（几乎不含碳水化合物）搭配食用时，其GI为37.0。

一般的规律是，主食搭配蛋白质食物食用，其GI明显降低。蛋白质食物指鱼虾、肉类、蛋类、奶类和大豆制品等富含蛋白质的食物，当然它们也同时含有一定量的脂肪。蛋白质不会升高餐后血糖，而且与脂肪一起使食物在胃内停留时间延长，胃排空变慢，即混合食团由胃进入小肠的速度变慢，从而延缓了糖类消化吸收的速度。这也是人们常常会觉得吃鱼肉蛋等食物比单纯吃馒头、米饭更“顶饿（饱腹感更强）”的原因。

推荐妊娠糖尿病孕妇选择高蛋白、低脂肪或脂肪适中的动物性食物，如鱼类和海鲜（炖、煮、蒸）、鸡肉、火鸡肉、瘦猪肉、瘦牛肉、瘦羊肉、兔子肉、鸡蛋（煮、炒、蒸蛋羹）、鸭蛋、鹅蛋等，避免食用肥肉、五花肉、肥牛、肥羊、动物内脏、鸡皮、肥鸭、肥鹅、炸鱼、炸鸡腿、炸鸡翅、炸肉等高脂肪肉类。

主食类搭配蔬菜食用也有类似效果。比如，单独吃大米饭GI为83.2，大米饭与蒜苗一起吃GI为57.9。妊娠糖尿病孕妇早中晚三餐都要配以多量蔬菜。蔬菜往往含有较多的膳食纤维，膳食纤维在小肠内无法消化吸收，因而不会升高血糖。而且，膳食纤维较多时会干扰糖类的消化吸收，使餐后血糖较低。芹菜、韭菜、油菜、菠菜、苋菜、空心菜等绿叶蔬菜，还有蒜苗、木耳、香菇、蘑菇、裙带菜等，都含有较多膳食纤维。特别值得推荐的是魔芋制品，如魔芋丝、魔芋块、魔芋片等，它们富含葡甘露聚糖，虽然称为“糖”，但它们其实是一种可以形成胶状物的黏性纤维，本身不能被消化吸收，又有很强的黏滞性，能吸附糖类，延缓其消化吸收，降低餐后血糖。魔芋制品常作为蔬菜食用，可以炒、炖、煲汤、涮火锅等。

绝大多数蔬菜含碳水化合物很少，GI也低，糖尿病孕妇均可选用。但土豆（马铃薯）、红薯、芋头、山药等薯类不应作为蔬菜，而应该作为主食食用。南瓜、胡萝卜、毛豆等含碳水化合物较多，GI较高，只宜少吃。另外，孕妇最好不要吃腌制的蔬菜，如咸菜、泡菜、酸菜等。

总之，妊娠糖尿病孕妇三餐都要有粗细搭配的主食、多量蔬菜和一两种蛋白质食物，这样的搭配不仅营养齐全，还有助于降低餐后血糖。总结起来就一句话，每餐都要吃得复杂，避免单调，尤其是避免单独吃馒头、面条、面包、包子等主食类食物。

水果作加餐

水果富含糖类，对血糖的影响远甚于蔬菜、肉、奶类和蛋类，所以一直受到糖尿病患者的关注。过去曾经要求糖尿病患者忌食水果，但现在几乎所有糖尿病指南都主张糖尿病患者不必禁食水果。因为水果营养丰富，而且只要食用重量和方法恰当就不会造成血糖明显升高。

妊娠糖尿病孕妇也可以吃水果，每天100克～200克水果比较稳妥。大多数水果如苹果、梨、桃、杏、李子、樱桃、葡萄、柑、柚等GI较低，升血糖较慢，进食量可以稍多，可每天200克（或者更多，视血糖情况）。少数水果如菠萝、杧果、西瓜、芭蕉、香蕉、鲜大枣等，应以少量为佳，每天100克。

除GI外，还要注意水果的含糖量。含糖量较高的大枣、香蕉等尤其要少吃。越甜的水果含糖量就越高吗？同一类水果比较，越甜的含糖越多，比如甜苹果比不甜的苹果含糖量要高一些；甜的西瓜比不甜的西瓜含糖量要高一些。但不同类别水果之间比较的话，就未必是越甜糖越多了。不同水果中蔗糖（中等甜）、葡萄糖（甜度最低，是蔗糖的0.7倍）和果糖（甜度最高，是蔗糖的1.8倍）三者比例不一样，在糖类含量相同的情况下，果糖比例越高则越甜，葡萄糖比例越高则越不甜。因此，选择水果时最好是看GI高低，而不是看甜不甜。当然，在同一种水果中，选不甜的更好些。

水果特别适合作为加餐食用。为避免一餐之内摄入太多糖类，一般不建议水果与正餐一起食用或者餐后立即吃水果。妊娠糖尿病孕妇吃水果的理想时间是两次正餐中间或者睡前1小时。

奶类营养高，血糖生成指数（GI）低

除水果外，奶类也是很适合加餐的食物。奶类中天然存在的糖类是乳糖，GI很低（27.6），特别适合妊娠糖尿病孕妇。酸奶，尤其是目前市面上流行的风味发酵乳都加了糖，但仍属于低GI食物（48.0），妊娠糖尿病孕妇可以选用。低脂奶、脱脂奶的GI也很低，很适合饮奶较多或体重增长较快的妊娠糖尿病孕妇。低乳糖牛奶的GI最低，非常适合乳糖不耐受的妊娠糖尿病孕妇。

值得注意的是，很多孕妇奶粉都添加了糖（同时减少了脂肪），使糖含量明显增加，不适合妊娠糖尿病孕妇。甜炼乳也含有大量糖，不适合妊娠糖尿病孕妇。此外，再制奶酪、乳饮料、乳酸菌饮料、酸乳饮料等也都不适合妊娠糖尿病孕妇，它们不但营养价值低，还含有很多糖。

其他饮食注意事项

妊娠糖尿病食谱烹调用油要选用多样化的植物油，且以橄榄油、油茶籽油等富含单不饱和脂肪酸的植物油为主。不论用何种食用油，总摄入量都不要超过25克。

妊娠糖尿病孕妇应控制食盐摄入量，每日不超过6克，该数值包括在酱油、大酱、咸菜等食物中的食盐。

避免甜食或加糖加油的小零食，如膨化零食、饼干、蛋黄派、巧克力派、小甜点、月饼、八宝粥、蛋糕、糖果、水果糖、软糖、蜜饯、巧克力、红糖、冰糖、葡萄糖、雪糕等。但可以选用花生、瓜子、腰果、核桃等坚果类食物。

不要喝甜饮料。有些饮料中用人工甜味剂代替糖。人工甜味剂是安全的，但这类饮料对妊娠糖尿病孕妇仍然是无益的。

坚持运动

体力活动（运动）可以消耗血糖，并降低妊娠期胰岛素抵抗，是治疗妊娠糖尿病

的重要手段之一。妊娠糖尿病孕妇应该选择一种低至中等强度的有氧运动，比如简单有效的步行。可自10分钟开始，逐步延长至30分钟，其中可穿插必要的间歇，建议餐后运动。每餐30分钟后（从开始吃第一口食物开始计算30分钟）进行中等强度的运动对孕妇和胎儿无不良影响，是很安全的。

但有些妊娠糖尿病孕妇不适合运动，主要包括1型糖尿病合并妊娠、心脏病、视网膜病变、多胎妊娠、宫颈机能不全、先兆早产或流产、胎儿生长受限、前置胎盘、妊娠期高血压疾病等。

运动时要防范低血糖反应，主要措施包括进食30分钟后再运动；每次运动时间控制在30～40分钟；运动后休息30分钟；血糖水平<3.3或>13.9者停止运动；运动时应随身携带饼干或糖果，有低血糖征兆时可及时食用。

运动期间出现以下情况应及时就医：腹痛、阴道流血或流水、憋气、头晕眼花、严重头痛、胸痛、肌无力等。

此外，还要注意，避免清晨空腹未注射胰岛素之前进行运动；除非一直保持跑步、瑜伽等锻炼习惯，否则不推荐新的锻炼方式；不推荐每周几次的集中长时间（超过1小时）快走或锻炼。

避免饮食误区

关于妊娠糖尿病，以下一些说法都是错误的：

- 妊娠糖尿病是吃水果太多引起的，故不能吃水果。
- 多吃核桃、花生等坚果可以给胎儿补脑。
- 糖尿病孕妇要多吃人参、红枣、枸杞子补身体。
- 骨头汤、排骨汤、鸡汤、猪蹄汤对孕妇特别重要。
- 植物油无害，多吃点儿没关系。
- 注射胰岛素了，可以不控制饮食了。
- 只吃粗粮，不能吃细粮。
- 吃馒头升血糖比吃米饭升血糖更高。
- 空腹血糖很高，睡前不敢加餐。

表6-3　常见食物血糖生成指数（GI）

食物名称	GI	食物名称	GI	食物名称	GI
糖类					
葡萄糖	100.0	麦芽糖	105.0	绵白糖	83.3
蜂蜜	73.0	蔗糖	65.0	胶质软糖	80.0
果糖	23.0	巧克力	49.0	乳糖	46.0
谷类及其制品					
大米粥	69.4	馒头（富强粉）	88.1	大米饭	83.2
烙饼	79.6	即食大米（煮1分钟）	46.0	油条	74.9
即食大米（煮6分钟）	87.0	面条（小麦粉）	81.6	面条（全麦粉，细）	37.0
*黏米饭（含直链淀粉高，煮）	50.0	面条（硬质小麦，细）	55.0	*黏米饭（含直链淀粉低，煮）	88.0
面条（小麦粉，硬、扁、粗）	46.0	糙米（煮）	87.0	*面条（白、细、煮）	41.0
糯米饭	87.0	通心粉（管状，粗）	45.0	大米糯米粥	65.3
米饼	82.0	黑米粥	42.3	荞麦面条	59.3
稻麸	19.0	荞麦面馒头	66.7	玉米（甜，煮）	55.0
荞麦方便面	53.2	玉米面粥	50.9	燕麦麸	55.0
玉米碴粥	51.8	白面包	87.9	小米粥	61.5
面包（全麦粉）	69.0	小麦片	69.0	*面包（黑麦粉）	65.0
小麦饼干	70.0	*面包（粗面粉）	64.0	苏打饼干	72.0
*面包（80%大麦粉）	66.0	爆玉米花	55.0	*面包（棍子面包）	90.0
酥皮糕点	59.0	*汉堡包	61.0		
薯类及淀粉制品					
马铃薯（煮）	66.4	马铃薯粉条	13.6	*马铃薯（烤）	60.0
马铃薯片（油炸）	60.3	*马铃薯（蒸）	65.0	甘薯（山芋）	54.0

续表

食物名称	GI	食物名称	GI	食物名称	GI
*马铃薯（用微波炉烤）	82.0	甘薯（红，煮）	76.6	*马铃薯（烧烤，无油脂）	85.0
藕粉	32.6	*马铃薯泥	73.0	苕粉	34.5
豆类及其制品					
黄豆（浸泡，煮）	18.0	扁豆（红，小）	26.0	黄豆（罐头）	14.0
扁豆（绿，小）	30.0	豆腐（炖）	31.9	四季豆	27.0
豆腐（冻）	22.3	*利马豆（棉豆）	31.0	豆腐干	23.7
鹰嘴豆	33.0	绿豆	27.2	*青刀豆	39.0
绿豆挂面	33.4	青刀豆（罐头）	45.0	蚕豆（五香）	16.9
罗马诺豆	46.0	扁豆	38.0		
水果					
苹果	36.0	猕猴桃	52.0	梨	36.0
柑	43.0	桃	28.0	*柚	25.0
*桃（罐头，含糖浓度低）	52.0	*菠萝	66.0	*桃（罐头，含糖浓度高）	58.0
*杧果	55.0	杏干	31.0	西瓜	72.0
李子	24.0	芭蕉（甘蕉、板蕉）	53.0	樱桃	22.0
香蕉	52.0	葡萄	43.0	香蕉（生）	30.0
葡萄干	64.0				
蔬菜					
甜菜	64.0	山药（薯蓣）	51.0	胡萝卜	71.0
雪魔芋	17.0	南瓜（倭瓜）	75.0	芋头（芋艿，毛芋，蒸）	47.7
麝香瓜	65.0				
乳类及其制品					
牛奶	27.6	酸奶（加糖）	48.0	脱脂牛奶	32.0

续表

食物名称	GI	食物名称	GI	食物名称	GI
*酸乳酪（普通）	36.0	低脂奶粉	11.9	*酸乳酪（低脂）	33.0
老年奶粉	40.8	降糖奶粉	26.0		
饮料					
苹果汁	41.0	可乐饮料	40.3	水蜜桃汁	32.7
*芬达软饮料	68.0	橘子汁	57.0	*冰激凌	61.0
混合膳食					
馒头+酱牛肉	49.4	米饭+猪肉	73.3	馒头+芹菜炒鸡蛋	48.6
米饭+鱼	37.0	饼+鸡蛋炒木耳	48.4	米饭+芹菜+猪肉	57.1
饺子（三鲜）	28.0	米饭+蒜苗	57.9	包子（芹菜猪肉）	39.1
米饭+蒜苗+鸡蛋	68.0	牛肉面	88.6	二合面窝头（玉米面+面粉）	64.9

注：引自《中国食物成分表（2002）》（中国疾病预防控制中心营养与食品安全所编著，北京大学医学出版社2002年出版）。带“*”者为引用国外数据。

第七章

孕期贫血的防治方法

孕妇贫血发病率之高非常惊人。根据卫生计生委发布的《中国居民营养与慢性病状况报告（2015）》，2012年我国孕妇缺铁性贫血患病率为17.2%，其中孕晚期缺铁性贫血患病率更高。因为贫血症状很多时候并不明显，所以往往不能引起应有的重视，甚至有些孕妇经检查确诊贫血，但并未采取任何治疗措施，泰然处之，根本不当回事。

大家有所不知，贫血对孕妇及胎儿双方均有严重影响。母亲可增加妊娠期高血压疾病、胎膜早破、产褥期感染和产后抑郁的发病风险；胎儿和新生儿可增加胎儿生长受限、胎儿缺氧、羊水减少、死胎、死产、早产、新生儿窒息、新生儿缺血缺氧性脑病的发病风险。贫血还会损害胎儿脑发育，造成无形的、不可弥补的智力障碍。

孕妇贫血以缺铁性贫血最为常见（90%以上），这是一种典型的营养缺乏病，因膳食提供的铁不能满足需要所致，多发生在孕中期和孕晚期。此时，随着胎儿发育，孕妇对铁的需要量大增，如果不能通过合理膳食加以补充，则容易发生贫血。这也是孕妇缺铁性贫血患病率高于非孕女性的主要原因。

实际上，在出现贫血症状或诊断缺铁性贫血之前，铁缺乏对母子双方的不良作用已经发生。铁缺乏首先引起母体铁储存减少，胎儿铁储存也随之减少。这意味着宝宝出生后也容易患缺铁性贫血。为此，中华医学会围产医学分会《妊娠期铁缺乏和缺铁性贫血诊治指南（2014）》建议，孕妇应检测“血清铁蛋白”，以及时发现铁缺乏，并及时治疗。

缺铁与贫血

血红蛋白与氧气利用

欲了解铁与贫血的关系，就必须从人体如何运用氧气这一最基本的生命活动说起。众所周知，人体每时每刻都在消耗氧气，以维持生命活动。氧气在肺部进入血液，然后通过血液运输至全身各处，以供消耗。

那么，血液是如何运输氧气的呢？血液中负责运输氧气的是红细胞，红细胞内最主要的成分是血红蛋白。血红蛋白是运输氧气的最终载体，负责运输血液中氧气的98.5%。在肺部，血红蛋白与氧气结合，然后随血液循环到达全身各处。在需要消耗氧气的组织或器官，血红蛋白与氧气分离，氧气被利用。血红蛋白将随血液循环再次回到肺部，并重新与氧气结合，进入下一次循环。

铁与血红蛋白

红细胞以及血红蛋白是人体利用氧气的基本保证，那么，铁的作用又表现在哪里呢？

铁是合成血红蛋白（Hb）的关键原料。血红蛋白的结构比较复杂，是由4条多肽链（珠蛋白）和4个血红素辅基组成的大分子。其中血红素含有铁，是铁的卟啉配合物，分子结构如图7-1所示。由此可知，铁原子（Fe）位于血红素的中心，故而铁是合成血红蛋白的关键原料。铁不仅是血红素的结构中心，还是负责与氧气结合的关键部位，因而也是血红蛋白的功能中心。

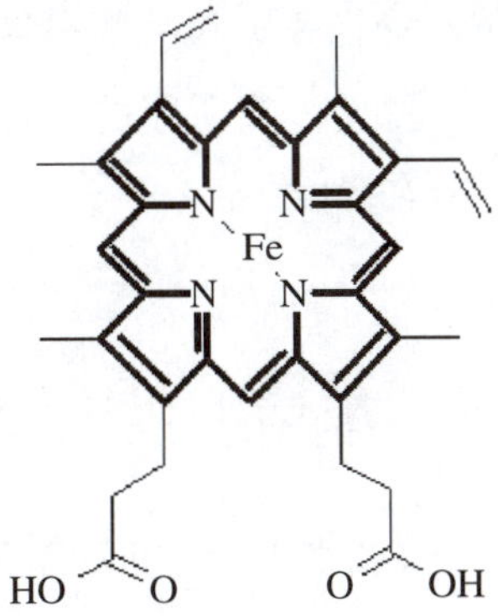

图7-1

缺铁与缺氧

如果没有铁，就不能合成血红蛋白，即使合成血红蛋白，也无法运送氧气。当铁缺乏时，血红蛋白合成受限，血液中血红蛋白浓度不足，不能很好地完成运输氧气的作用，使得身体组织得不到足够的氧气，造成缺氧，并继而引起更为广泛的功能障碍，出现各种各样的临床症状，如疲劳、脸色苍白、乏力、心悸、头晕、呼吸困难和烦躁等表现，此为缺铁性贫血。

贫血即缺氧，缺铁性贫血的症状多与缺氧有关。缺氧时，需要氧气相对较多的人体部件——大脑首先出现症状。胎儿的大脑也一样需要消耗较多的氧气，对缺氧也比较敏感。由此不难理解，贫血会损害胎儿的智力发育。患有贫血的孕妇将使自己的胎儿处于慢性缺氧状态，后果严重，应该高度重视。

诊断缺铁性贫血

轻度缺铁性贫血的症状往往并不明显，因为人体对缺氧有一定的耐受力，加之怀孕本身也会引起一些身体不适、疲乏等，难以分辨。所以，靠症状来诊断贫血是不行的。即使没有明显的上述缺氧症状，也有可能存在贫血，只是贫血程度较轻或被误解为其他问题。

血红蛋白（Hb）降低可诊断贫血

血红蛋白（Hb）合成不足、浓度降低是缺铁性贫血的核心问题，所以检测血液中血红蛋白浓度可以诊断缺铁性贫血。世界卫生组织（WHO）建议，妊娠期血红蛋白（Hb）浓度<110克/升时，可诊断为贫血。根据血红蛋白水平分为轻度贫血（100克/升～109克/升）、中度贫血（70克/升～99克/升）、重度贫血（40克/升～69克/升）和极重度贫血（<40克/升）。

不过，血红蛋白浓度高低又不仅仅取决于铁是否充足，遗传因素、环境因素都会影响到一个人的血红蛋白浓度。比如，在铁摄入充足的前提下，生活在高原地区（海拔越高，氧气越稀薄）的人血红蛋白浓度普遍要高于平原地区，这是人体适应环境的结果。又比如，运动员的血红蛋白浓度常常高于普通人，这是长期锻炼的结果。

孕妇血红蛋白浓度普遍比未孕时低，这是血液被稀释的结果。在孕期，为了供应胎儿的需要，母体的血容量会比怀孕前增加约35%，其中血浆约增加1000毫升，红细胞增加约500毫升。因为血浆增加相对比红细胞增加为多，所以血液被稀释，血红蛋白浓度比未孕时普遍有所下降。

但无论如何，血红蛋白水平降低都要引起重视。考虑到血红蛋白浓度以及人体利用氧气能力非常复杂，也许我们最应该关注的还不是如何避免血红蛋白浓度低于最低限度（诊断标准），而是如何使血红蛋白浓度达到一个较好的水平，为胎儿以及孕妇的身体提供充足的氧气。如此说来，不论血红蛋白浓度是否低于最低标准，是否诊断为缺铁性贫血，孕妇都应该积极增加饮食铁摄入，防治缺铁性贫血，并提高身体活力。

除血红蛋白（Hb）降低外，血常规检查中“平均红细胞体积（MCV）”“平均红细胞血红蛋白含量（MCH）”和“平均红细胞血红蛋白浓度（MCHC）”降低也是缺铁性贫血的表现。

必须说明的是，孕妇贫血绝大部分是缺铁性贫血，但并不是全部。除缺铁性贫血外，贫血还有可能是叶酸或维生素B_{12}缺乏引起的巨幼红细胞性贫血、溶血性贫血、地中海贫血等，这些类型的贫血与铁无关。因此，贫血的诊断和类型必须由医生确定，以免误诊误治。广东、广西、海南、湖南、湖北、四川及重庆等是地中海贫血高发地区，应在首次产前检查时常规筛查“地中海贫血”。

血清铁蛋白浓度降低可诊断铁缺乏

铁缺乏一段时间后，即储存铁耗尽后，才会出现贫血症状和血红蛋白下降，所以仅仅检测血红蛋白，只能评判是否贫血，却不能确定是否缺铁。又因为缺铁早期（仅有铁缺乏，没有贫血，Hb正常）对母子双方也有不良影响，出现疲劳、易怒、注意力下降及脱发等症状，需要补铁治疗，所以仅仅检测血红蛋白是不够的，即使血红蛋白浓度正常，也需要检测其他指标以发现可能存在的铁缺乏。

检测“血清铁蛋白”浓度是诊断铁缺乏的重要指标。血清铁蛋白是一种稳定的糖蛋白，不受近期铁摄入影响，能较准确地反映铁储存量，是评估铁缺乏最有效和最容易获得的指标。根据中华医学会围产医学分会《妊娠期铁缺乏和缺铁性贫血诊治指南（2014）》的描述，血清铁蛋白浓度<20微克/升可诊断为铁缺乏；血清铁蛋白< 30微克/升即提示铁耗尽的早期（储存铁减少），应及时开始补铁治疗。

需要强调的是，曾患过贫血、多次妊娠、长期素食或肉食不足的孕妇，更容易出现铁缺乏和缺铁性贫血。这些孕妇即使没有贫血（即Hb≥110克/升）也应该检查血清铁蛋白，以明确是否存在铁缺乏。

孕期缺铁性贫血的临床治疗

孕妇一旦确诊缺铁性贫血（即Hb<110克/升）就应服用铁剂治疗。此外，中华医学会围产医学分会《妊娠期铁缺乏和缺铁性贫血诊治指南（2014）》建议，一旦储存铁耗尽（血清铁蛋白<30微克/升），仅仅通过食物难以补充足够的铁，通常需要补充铁剂。

常用补铁药物

补铁药物种类较多，最常见、最廉价的是硫酸亚铁（每片0.3克，含铁60毫克），用法是每次1片，每日3次。为避免食物抑制铁吸收，建议进食前1小时口服铁剂，并且与维生素C（200毫克～300毫克）共同服用，以增加吸收率，并避免与其他药物同时服用。硫酸亚铁对胃肠有刺激性，可能会引起胃部不适、恶心、便秘等不良反应。胃肠症状明显时，可改为饭后服用（与维生素C同时）。

与硫酸亚铁不同，有些补铁药物属于有机铁，不良反应稍小，常见的有富马酸亚铁（每片0.2克，含铁60毫克）、琥珀酸亚铁（商品名“速力菲”，每片0.1克，含铁30毫克）、多糖铁复合物（商品名“力蜚能”，每一胶囊含元素铁150毫克）、葡萄糖酸亚铁（每片0.3克，含铁36毫克）。其中多糖铁复合物不良反应最小。

各种铁剂吸收率差别不大，均需要每天补铁（以元素铁计）100毫克～200毫克。

如果孕妇Hb正常（没有贫血），但血清铁蛋白<30微克/升（铁缺乏），则应每天补铁（以元素铁计）60毫克，8周后复查血清铁蛋白评估疗效。不论应用何种补铁药物，用法和用量都应遵从医嘱。

有时孕妇贫血比较严重，或者因胃肠道反应过于严重而无法口服补铁药物，可在医生指导下肌肉注射蔗糖铁、右旋糖酐铁或山梨醇铁。特别严重的可能还需要输血。

孕妇服用铁剂的注意事项

①维生素C促进铁吸收，服用铁补充剂的同时应加服维生素C，每次200毫克～300毫克。

②铁剂在餐间或餐前服用的好处是吸收更好，缺点是胃肠道刺激较重；铁剂在餐后服用的好处是胃肠道刺激较轻，但食物成分有可能干扰铁吸收。所以孕妇到底何时服用补铁药物，应视情况而定。

③补铁药物治疗贫血通常会很快见效，即2周后复查Hb，通常会增加10克/升，3～4周后增加20克/升，或恢复正常范围。如果口服补铁药物迟迟不见效果，则要警惕是否有其他严重情况导致贫血，如出血性疾病、地中海贫血、巨幼红细胞性贫血贫血（叶酸或维生素B_{12}缺乏所致），应该及时就医。

④服用补铁药物应定期检查血红蛋白（血常规）。发现血红蛋白升至正常后，不能立即停药，应继续口服铁剂3～6个月或至产后3个月（可能需要减量，遵医嘱），以恢复铁储备。

⑤食物对补铁药物的吸收有一些影响。菠菜、竹笋、苋菜等富含草酸的蔬菜抑制补铁药物吸收。茶中含大量鞣酸，也会抑制补铁药物吸收。牛奶含磷酸较多，也不利于补铁药物吸收。相反，橘子、苹果等富含维生素C和有机酸的水果有利于促进补铁药物吸收。

⑥补铁药物最好不要与其他药物同服，例如补钙制剂，因钙剂抑制补铁药物吸收。服钙前后1小时内最好不要补铁。

⑦补铁药物会干扰锌吸收。服用铁剂治疗缺铁性贫血的孕妇最好每天补充锌15毫克（与铁剂分开服用）。

饮食防治孕期缺铁性贫血

作为血红蛋白分子的核心，铁是体内最珍贵的金属元素，并可以循环利用。即衰老的红细胞在脾脏被巨噬细胞破坏后，其中的铁还可以重新用于合成血红蛋白，这种“重复利用”的机制在很大程度上减少了对膳食铁供给的依赖。实际上，人体每天仅仅“丢失”1毫克～2毫克铁，主要是皮肤、肠道和泌尿道黏膜脱落细胞含有铁，这些铁无法回收利用，必须通过膳食弥补。

当然，孕妇的情况更复杂一点儿，她们不但有正常的铁丢失，还要满足胎儿越来越多的铁需要，所以孕期需要的铁明显超过未孕时。那么，超过多少呢？整个孕期大概要多1克。别小看这区区1克铁，要从膳食中获取并非易事。

困难来自两个方面：一方面是食物中铁含量普遍不高，日常食物中含铁最多的猪肝，其铁含量也仅有0.02%而已；另一方面更为重要，大多数食物中的铁难以吸收，吸收率普遍偏低，猪肝中铁的吸收率几乎是最高的，也只有22%而已，很多食物中铁的吸收率仅有1%～5%。

因此，如果孕期膳食忽视了铁，补充不足，孕妇将很容易患上缺铁性贫血。特别是那些在怀孕之前就贫血或处于贫血边缘（铁缺乏）的孕妇，孕期患缺铁性贫血几乎是不可避免的。实际上，为了应对铁供应较为困难的局面，与未孕时相比，孕期女性肠道吸收铁的能力增强，铁的吸收率有所提高。幸亏如此，否则一定会有更多孕妇面临贫血威胁。

孕妇尤其是已经确诊贫血的孕妇，不论是否进行药物治疗，都应该在日常饮食中有意识地增加铁的供给。本章将提供一些具体的措施，这些措施可以“双管齐下”。

多吃富含铁的食物

孕期应该多吃富含铁的食物，这可以算是众所周知的原则，但到底吃什么？吃多少？如何吃？却不是三言两句就能阐明的。

首先要注意的是，孕期除了要“多吃富含铁的食物”外，还经常要“多吃富含钙的食物”“多吃富含维生素C的食物”“多吃富含蛋白质的食物”等。如此一来，岂不个个都要多吃？胃口只有那么大，怎么装得下？即使努力装下，也难免要吃成肥胖。体重增长太快同样是有害的。

因此，不论主张何种营养，都不能离开平衡的膳食结构，否则就会顾此失彼。防治孕妇缺铁性贫血也不例外，只强调多食用含铁食物，不管其他是不行的，不但有可能造成钙和某些维生素缺乏，而且对贫血本身亦有害。因为不止铁缺乏会导致贫血，叶酸、维生素B_{12}或维生素C缺乏也会导致贫血。

正确的策略是在膳食结构平衡的基础上，多选择一些含铁较多的食物品种。这里重点介绍富含铁的食物品种。

谷类食物含铁量很低，尤其是精米、白面及其制品铁含量更低。比较而言，粗粮、杂豆类含铁稍多。

大部分蔬菜、水果含铁不多，但菠菜、芹菜、小白菜、豆角、荠菜、芋头、豆芽、紫菜、海带、蘑菇、黑木耳、大枣、葡萄、山楂、杏、桃等，含铁量较高。

肉类普遍含铁较多，特别是动物肝脏、动物血液等含铁量尤其高。瘦肉、牛肉、羊肉、鱼类等都含有较多的铁。

蛋类含铁亦多，且主要集中于蛋黄之中。

大豆和坚果中含铁量大致介于谷类和肉类之间。

奶类中含铁很少，少到什么程度呢？在小白鼠实验中，如果只给它喝牛奶，不提供其他饲料，最后小白鼠一定会患上贫血。

常见食物的铁含量见表7-1。

表7-1 常见食物的铁含量（以100克可食部计）

食物名称	含量（毫克）	食物名称	含量（毫克）	食物名称	含量（毫克）
猪瘦肉	3.0	肥瘦猪肉	1.60	猪小排	1.40
猪血	8.70	猪肝	22.60	牛肉（里脊）	4.4
羊肉（瘦）	3.90	山羊肉（冻）	13.70	羊血	18.3
鸡肉	1.40	带鱼	1.20	鲳鱼	1.10
小黄花鱼	0.90	蛋黄	6.50	鸡蛋	2.30
对虾	1.50	牛乳	0.30	黄豆	8.20
豆腐皮	13.9	豆腐干	4.90	绿豆	6.50
扁豆	19.20	黑木耳	5.50	冬菇（干）	10.5
紫菜（干）	54.90	香菇（干）	10.50	豆腐	1.90
粳米	1.10	标准粉	3.50	稻米（红）	5.50
籼米	1.20	糯米	1.40	藕粉	17.9
小米	5.10	莜麦面	13.60	荠菜	5.40
辣椒	6.00	土豆	0.80	菠菜	2.90
油菜	1.20	茄子	0.50	白菜	0.50
苹果	0.70	红枣（干）	2.30	番茄	0.40
草莓	2.10	葡萄	0.40	花生	2.10

注：数据引自《中国食物成分表（2002）》（中国疾病预防控制中心营养与食品安全所编制，北京大学医学出版社出版），想查询更多食物的铁含量请参阅此书。

选择铁吸收率高的食物

选择富含铁的食物之后，就得考虑铁吸收的问题了。实际上，铁吸收率才是重中之重。孕期贫血很多时候主要并不是因为食物中铁不够多，而是因为铁吸收得太差。据研究，在我国，人们一般膳食铁的吸收率只有6%～8%。

那么，铁是如何被吸收的呢？目前的研究还不是很充分，有些环节还没有搞清楚。但现在已经比较明确的是，各种食物中的铁可以大致分为两类：一类较容易吸收，叫作“血红素铁”，是指来自动物血红蛋白（血红素）的铁；另一类较难吸收，叫作“非血红素铁”，存在于多种食物当中。

畜肉、禽肉和鱼肉等食物中的铁有相当一部分（40%～50%）是血红素铁，以原卟啉的形式存在。这种形式的铁可以被肠黏膜上皮细胞直接吸收，很少受其他因素干扰，故而吸收率比较高，如动物血铁吸收率为25%，肉类及肝脏为22%，鱼肉为11%。加之这些食物本身铁含量也比较高，所以是铁的最佳来源。

植物性食物包括蔬菜、水果、粮食、豆类、坚果等，它们所含铁100%是非血红素铁，以氢氧化铁形式与蛋白质、氨基酸或其他有机酸等络合。这种铁在吸收前必须先经溶解（在胃酸作用下），与有机部分分离，并被还原为二价铁离子后，才能被吸收。过程越复杂，则困难越多，吸收率较低，一般为3%～5%，不超过10%，如大米中铁吸收率仅为1%、小麦粉为5%、玉米和黑豆为3%、大豆为7%、莴笋为4%、菠菜为1.3%。

蛋类（蛋黄）虽然含铁较多，但铁吸收率很低，仅为3%。这是因为蛋黄中有一种蛋白质——卵黄高磷蛋白抑制铁吸收。奶类不但含铁极少，而且吸收率也不高，牛奶约为10%。因此，鸡蛋和牛奶都不是铁的良好来源。

由此可见，要保证铁的有效供给，肉类、动物血液、肝脏和鱼类是最佳的选择。这些食物含铁多，铁吸收率高，而且很少被其他膳食因素干扰，是铁的最好来源。

提高铁吸收率的措施

如上所述，肉类、动物血液、肝脏和鱼类是铁的最好来源。但在实际生活中，我们并不建议孕妇经常食用动物血液和肝脏，动物内脏或血液通常有更多的安全隐患，除非能保证它们是安全的。如此一来，似乎孕期铁营养就得靠畜禽肉类和鱼类来保障了。

除肉类和鱼类外，孕妇还应该从其他食物中获取铁。其他食物比如蔬菜、坚果、豆类和谷类本来是含有铁的，只是吸收率较低。那么，如果我们采取措施，提高这些食物中铁的吸收率，无疑是获取铁的捷径。在饮食铁摄入量不变的情况下，如果把吸收率提高1倍，那么身体实际获得的铁将增加1倍。考虑到缺铁性贫血的最大结症就是膳食铁吸收率太低，所以提高铁吸收率的意义重大。

1.肉因子

“肉因子”是存在于肉类（畜肉类、禽肉类、鱼类等）中的一种结构不明的物质。因为目前还不清楚它到底是何种物质，所以只能以“因子”相称。但它的作用是很清楚的，就是促进肠道从其他食物中吸收铁。曾有这样一个实验，在面包中加入铁剂（硫酸亚铁），若不吃肉类，面包中铁剂的吸收率仅有2.1%；若面包和肉一起吃，面包中铁剂的吸收率增加到6.3%，为不吃肉的3倍。

因此，把肉类与其他含铁食物如谷类、蔬菜、豆类、粗粮、坚果等搭配食用，将有助于改善孕期铁营养。这样做的另一个好处是，不同来源的蛋白质互补，营养价值明显提高。

值得一提的是，虽然有人猜测肉因子其实就是蛋白质的作用，但蛋类、奶类和大豆中的蛋白质并没有促进铁吸收的作用，只有肉类中的蛋白质才有这种作用。所以，孕妇每天的蛋类和奶类尽管单独吃，但肉类一定要与植物性食物搭配食用。

2.维生素C

就促进铁吸收而言，维生素C是非常有效的，有很多实验可以证明。将维生素C60毫克加入米饭中，可使米饭中铁的吸收率提高3倍。而且，维生素C量越大，则促进铁吸收的作用越强。在玉米、燕麦中加入铁剂（硫酸亚铁）后，若再加入25毫克维生素C，可提高铁的吸收率3倍；若再加入100毫克维生素C，则提高4.6倍；若再加入200毫克维生素C，可提高6.1倍。

蔬菜、水果是维生素C的主要膳食来源。但是，大部分蔬菜、水果中所含维生素C

并不是很多，促进铁吸收的作用比较有限。比如菠菜中维生素C含量属于比较高的，但菠菜中铁吸收率非常低，只有1.3%。实际上，蔬菜、水果中铁的吸收率几乎都很低。当然，蔬菜、水果中的维生素C对其他食物如粮食和豆类中铁吸收率的促进作用有可能会大一些，目前对这个说法研究不多，不甚了了。

就促进铁吸收的效果而言，还是口服维生素C（片剂或泡腾片等）的作用更大一些。临床实践证明，对于轻度到中度的缺铁性贫血，很多时候不用补充铁剂，仅靠服用维生素C即可治愈。维生素C具有较强的还原性，在肠道内可以使一部分难以吸收的三价铁（Fe^{3+}）还原为易于吸收的二价铁（Fe^{2+}），从而促进铁的吸收。

那么，口服多少维生素C比较合适呢？已知服用维生素C越多，则促进铁吸收的作用越强。一般建议，孕妇每天服用3次，每次50毫克～100毫克。当然，如果已经确诊缺铁性贫血，为了快速纠正，服用维生素C的剂量还可以适当加大，如每次200毫克～300毫克，每日3次。

维生素C的服用方法也很重要，最好是与饭同吃，也就是在进餐的同时服用维生素C，或者在餐后很短时间内服用。这样做是为了使维生素C和膳食中的铁在小肠内相遇，前者帮助后者吸收。如果空腹服用维生素C，维生素C在小肠内不能与铁相遇，无法使三价铁（Fe^{3+}）还原为二价铁（Fe^{2+}），那么维生素C对铁吸收就无能为力了。

有人担心每天服用维生素C是否安全，会不会过量？根据中国营养学会2013年发布的《膳食营养素参考摄入量（DRIs）》，每天摄入维生素C只要在2000毫克以下就是安全的，就不用担心有副作用、不良反应、依赖性等。所以孕妇每天服用150毫克～300毫克维生素C是很安全的，不必担心。加大剂量，每天服用300毫克～600毫克也在安全范围内。但要注意复查血红蛋白（Hb），一旦血红蛋白恢复正常，保险起见，就不要继续服用这么多维生素C了。

顺便说一下，除促进铁吸收外，维生素C还促进叶酸吸收，对防治叶酸缺乏所致的巨幼红细胞贫血亦有帮助。

3.酸味食物

很多食物带有较强酸味，如醋、酸奶、大部分水果、某些蔬菜以及饮料等。它们的酸味物质是有机酸，如醋酸、乳酸、苹果酸、柠檬酸、琥珀酸、酒石酸等。其实维生素C也是一种有机酸——抗坏血酸。

食物中的有机酸大多数都能促进铁吸收，特别是能提高植物性食物中铁的吸收率。大致的原理是这样的：植物性食物中的铁以三价铁的形式存在，进入胃后，在胃酸的作用下，一部分被还原为二价铁离子，然后进入小肠被吸收。有机酸能加强胃酸（胃酸主要成分是盐酸）的作用，从而提高铁的吸收率。

醋酸，学名“乙酸”，是最常见的有机酸，它是醋的主要成分。不论米醋、白醋、陈醋、香醋，还是水果醋，其主要成分都是醋酸，同时也含有少量其他有机酸。醋有很多健康价值，其中促进铁吸收的作用是比较明确的。在烹调食物时加醋，或者把水果醋、陈醋等当饮料饮用，是很好的习惯。

乳酸最早是在酸奶中发现的，故而得名。酸奶中的乳酸是由乳糖转化而来的。乳酸使酸奶中铁的吸收率高于牛奶。当把酸奶与其他食物一起饮用时，可能也会促进其他食物中铁吸收。

苹果酸，顾名思义，它在苹果中含量较高。当然，不止苹果，很多酸味水果都含有苹果酸。苹果酸在酸味中略带苦涩味。那种未成熟的苹果特别酸涩，就是苹果酸含量极高之故。

柠檬酸又称“枸橼酸”，在柠檬、枸橼、柑橘等水果中含量较高，是蔬菜、水果中最常见的有机酸。其酸味爽快可口，几乎没有涩味，故而也作为食品添加剂广泛用于清凉饮料、水果罐头、糖果、果酱、辣酱等。当然，有时候苹果酸也用于生产饮料、水果罐头、果冻等产品。

苹果酸和柠檬酸对铁吸收有促进作用，加之水果普遍含有较多维生素C，维生素C也能促进铁吸收，“双管齐下”，作用更强。所以多吃水果，特别是酸味较重的水果，如苹果、柑橘、猕猴桃、柠檬等，有助于肠道吸收更多的铁。上述酸味较重的饮料，甚至普通的柠檬水，都有益于其他食物中的铁吸收。

不过，有机酸要与其他含铁食物一起摄入，才能促进铁吸收，道理与维生素C相仿。醋、酸奶和水果中的有机酸与其他食物中的铁在胃肠内相遇，才能发挥促进作用。如果空腹食用水果，有机酸与铁无法相遇于胃肠道，促进铁吸收的作用就无从谈起了。

应该提醒的是，胃酸分泌过多的孕妇，或者患有胃肠溃疡的孕妇，不宜吃太酸的食物，以免加重对胃肠的刺激。此外，并不是食物中所有的有机酸都能促进铁吸收，草酸、植酸、鞣酸等反而抑制铁吸收。

4.维生素A和维生素B_2

维生素A（视黄醇）主要存在于鱼、肉、蛋、奶等动物性食物中。有调查资料显示，缺铁性贫血与维生素A缺乏往往同时存在。维生素A能改善机体对铁的吸收、运转和分布，促进造血功能。还有研究说，维生素A缺乏的人群补充维生素A，即使在铁的摄入量不变的情况下，铁的营养状况也会有所改善。

维生素B_2（核黄素）在日常食物中广泛存在，但含量均不高，是最容易缺乏的维生素之一。核黄索缺乏将导致铁吸收、储存、利用降低，并增加缺铁性贫血的患病率。维生素B_2含量稍高一些的食物有奶类、蛋类、豆制品及蔬菜等。

维生素A和维生素B_2的缺乏通常是膳食结构不合理造成的。由此可见，保持平衡膳食结构对防治缺铁性贫血的重要性。

5.去除草酸

菠菜含铁是比较多的，但其吸收率极低，仅有1%左右，何以至此呢？原因就在于菠菜中含大量草酸盐。草酸盐在肠道可以与铁结合成不溶性盐，从而抑制铁的吸收。菠菜中的草酸盐不但抑制菠菜中铁吸收，也会抑制其他食物中铁的吸收。

除菠菜外，苋菜、木耳菜、芥菜、空心菜、石榴、竹笋等蔬菜，以及花生、杏仁等坚果中也含较多草酸。高草酸食物中草酸含量见表7-2。

表7-2 高草酸食物中草酸含量（以100克可食部计）

食物	草酸含量（毫克）	食物	草酸含量（毫克）	食物	草酸含量（毫克）
菠菜	606	苋菜	1142	木耳菜	1150
芥菜	471	空心菜	691	小葱	115
花生等坚果	200～600	茶叶	375～1450	可可	625
大黄	530				

注：不同产地或品种、食物不同的部位或成熟度等都会导致草酸含量发生变化。表格中数据摘自多个来源，仅供参考。

这些高草酸食物，孕妇是不是就不能吃了呢？也不尽然。以菠菜为例，如果先焯水再烹调，则草酸含量大为降低，对铁吸收的干扰作用较小。何况，草酸只能抑制粮食、蔬菜和豆类中的铁吸收，而不会抑制肉类中的铁吸收。肉类中的铁多为血红素铁，一般不受草酸、维生素C、有机酸、鞣酸等的影响。

当然，如果已经确诊缺铁性贫血的孕妇，应避免同时食用富含铁的食物与高草酸食物。一定要这样吃时，应先焯水去除草酸。

6.去除鞣酸

鞣酸，也称“鞣质”或“单宁酸”，是一类比较复杂的水溶性多酚化合物，在茶中含量最大，因此又称“茶多酚”。其他植物性食物也含有这种多酚化合物，如柿子、葡萄、石榴、山楂、青果等含鞣酸较多，绿豆、苹果、梨等含量也不少。

鞣酸（多酚）有一定的保健作用，如抗病毒、抗氧化、抗癌等。茶多酚、苹果多酚还被开发成保健食品出售，但它们对铁吸收有较强的抑制作用，其中茶的抑制作用最强。茶中含大量鞣酸，红茶约含鞣酸5%，绿茶约含10%。有实验表明，茶叶中的鞣酸对铁吸收的抑制率可达41%～95%。此外，咖啡和可可对铁吸收的抑制作用也较强。

7.谨慎补钙

钙和铁在小肠内被吸收的时候，互相竞争。补钙会抑制铁吸收，反之亦然。不过，由于钙是常量元素，摄入量动辄数百毫克，而铁是微量元素，摄入量只有二三十毫克而已，根本不足以对钙吸收造成威胁。所以当两者共同摄入时，我们更担心钙对铁吸收的抑制作用。

当然，天然食物中的钙是不用担心的。即便是患缺铁性贫血的孕妇，仍然要摄入充足的钙，不能顾此失彼，奶类、豆制品等富含钙的食物必须保证。需要注意的是钙补充剂（各种钙片）对铁吸收的抑制作用。

为防治缺铁性贫血，孕妇应首选富含钙的食物来补钙。不得已需口服钙剂时，一定要空腹或睡前服用，以免抑制铁吸收。

选择强化铁的食品

不仅孕妇，儿童和老年人也是缺铁性贫血的高发人群。实际上，就整个人群而言，缺铁性贫血的发病率都是较高的。根据卫生计生委发布的《中国居民营养与慢性病状况报告（2015）》，我国6岁及以上居民贫血率为9.7%。正是因为全部居民中铁营养状况都不容乐观，缺铁性贫血发病率偏高，所以国家有关部门积极推广“铁强化食品”。所谓“铁强化食品”是指额外添加了铁的日常食品。目前市面上较易买到的有3种：加铁酱油、强化面粉和强化奶类。

1.加铁酱油

加铁酱油的基本成分与普通酱油相同，可以像普通酱油一样食用。不同之处是，加铁酱油中添加了铁——NaFeEDTA。NaFeEDTA的化学名称是“乙二胺四乙酸铁钠”，也叫“依地铁”，是目前最常用的铁强化剂。

NaFeEDTA含铁量为2.5%～13.5%，吸收率为10%，它安全无害，吸收率稳定，不会被烹调破坏，没有异味或异常颜色，故而被世界粮农组织和世界卫生组织食品添加剂联合专家组向全世界推荐。中国卫生部在2002年批准将EDTA钠铁用于酱油铁强化中，目前，EDTA钠铁也是唯一允许用于酱油产品的铁强化剂。

目前我国加铁酱油的标准制定和管理工作，主要由中国疾病预防控制中心（CDC）和公众营养与发展中心负责。加铁酱油全部定点生产，能保证较高的质量。加铁酱油中NaFeEDTA含量为175毫克/100毫升～210毫克/100毫升。每天食用10毫升～15毫升加铁酱油，可以吸收0.3毫克～0.4毫克铁。这一剂量比较适中，不会造成铁摄入过量。即使与其他富含铁的食物同时食用，或者每天吃更多一些的加铁酱油，也是安全的。

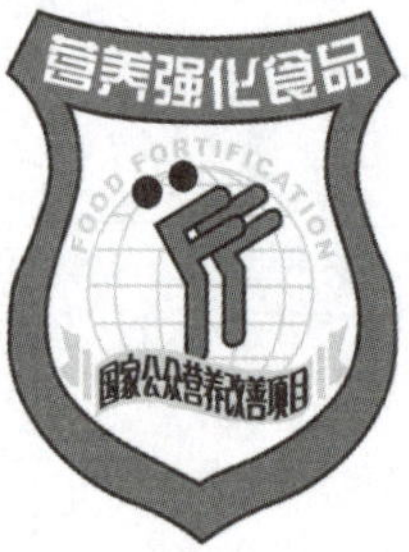

图7-2

不论是否患有贫血，孕妇烹调食物要用酱油时，都应选择加铁酱油。当然，非孕妇也可以吃加铁酱油，并从中受益。加铁酱油是一种非常值得推荐的补铁补血食物。

超市里的加铁酱油并不是很多，需要认真挑选才能买到。加铁酱油的包装上都带有强化食品专用标识（图7-2），购买酱油时，应认准该图案。没有这个标志的就不是加铁酱油。

2.强化面粉

所谓强化面粉是指在生产过程中人为地添加了一些营养素的面粉。它的外观、口感和食用方法均与普通面粉相同。

与加铁酱油只添加铁一种营养素不同，强化面粉除了添加铁之外，还添加了其他营养素，被称为“7+1”方案。“7”指7种基础配方，分别是铁、锌、钙、维生素B_1、维生素B_2、烟酸和叶酸；“1”是1种建议配方——维生素A。就铁而言，每千克强化面粉含有铁20毫克（来自NaFeEDTA）或40毫克（来自硫酸亚铁）。来自EDTA钠铁的铁吸收率比硫酸亚铁高一倍，所以添加量比硫酸亚铁少一半。

与酱油相比，面粉的食用人群更多，食用量更大，故而铁强化面粉对防治缺铁性贫血有重要价值。中国疾病预防控制中心（CDC）在西部地区开展的几个人群试验表明，食用强化面粉的确能降低缺铁性贫血的发病率。因为除铁外，强化面粉还添加了多种维生素和矿物质，所以它是一种解决营养缺乏问题的好食品。

像加铁酱油一样，对强化面粉的管理也是比较严格的，安全性也比较可靠，孕妇可以放心选用。强化面粉包装上也有上述强化食品专用标志，购买强化面粉的时候要认准这一标志。

3.加铁奶类

天然奶类中铁的含量较低，吸收率也不高，不是铁的良好来源，所以孕妇奶粉（孕妇配方奶粉）中大多添加了铁。有的液态牛奶也添加了铁（有时还添加了锌），奇怪的是，大部分都以“加锌牛奶”的名义售卖。

虽然添加了铁，但加铁奶类并没有纳入强化食品的管理范围，也没有上述强化食品专用标志。消费者只能从奶类的配料表或营养成分表中查看是否加铁及加铁的量。建议孕妇购买知名品牌、有良好信誉的加铁奶粉或加铁牛奶（加锌牛奶）。

贫血孕妇食谱要点

上述各种增加铁摄入、促进铁吸收以及选用加铁食品的饮食措施，综合起来应用不仅是安全的，而且更为有效。尤其是那些已经确诊患有缺铁性贫血的孕妇，更要采取综合措施，争取尽快纠正贫血。

缺铁性贫血孕妇一日食谱示例见第十章。食谱要点如下：

①选用质量可靠的猪肝，新鲜猪肝每周吃1～2次，共250克～500克。建议采用熘肝尖、猪肝汤等烹调方法，煮卤猪肝中铁含量较低。注意猪肝不可大量食用，否则会有安全隐患。

②日常饮食多选用动物血类、红肉（瘦的猪肉、牛肉、羊肉）等。大致数量建议为：怀孕早期（前3个月）孕妇每天100克左右，怀孕中后期孕妇每天150克～200克。

③每餐都食用新鲜蔬菜和水果，并与肉类搭配食用。蔬菜每天500克，水果200克。

④烹调食物时，选用加铁酱油，还可选用强化面粉、加铁牛奶或奶粉、孕妇奶粉

等强化了铁的食品。

⑤当发现血红蛋白下降或血清铁蛋白下降时，在每次进餐的同时服用维生素C100毫克。

⑥多用醋、水果醋、柠檬汁等调味，促进铁吸收。

⑦避免食用高草酸食物，如菠菜、竹笋、苋菜等。

⑧不要喝茶。

服用含铁的营养补充剂

除上述饮食措施外，服用铁补充剂也是预防孕期缺铁性贫血的有效措施。孕妇一旦确诊缺铁性贫血（Hb<110克/升），则更应该积极服用补铁药物治疗。

为预防孕妇和婴幼儿缺铁性贫血，卫生计生委2012年发布的《儿童营养性疾病管理技术规范》建议，孕妇从妊娠第3个月开始口服补铁，必要时可延续至产后。口服补铁的剂量为每天60毫克元素铁。孕妇应在补铁的同时，补充叶酸及其他维生素和矿物质（即复合维生素矿物质）。更稳妥的做法是，孕妇先检测血红蛋白（Hb）和血清铁蛋白。如果血红蛋白降低（Hb<110克/升），就应服用补铁药物，每天补铁100毫克～200毫克；如果血红蛋白正常（Hb≥110克/升），但血清铁蛋白降低（<30微克/升），提示铁缺乏，则每天补铁60毫克（选用复合维生素即可）。

孕妇应首先对自己饮食中铁供应情况做出评估。如果孕期饮食能做到上述1～4项要求，可以很好地保证铁供应，而且经化验检查没有发现缺铁或贫血（血清铁蛋白和血红蛋白均正常），那么就不必口服铁补充剂；如果孕期饮食难以从上述4个方面保证铁供应，则建议服用铁补充剂（选用复合维生素即可）预防缺铁性贫血。

目前市面上供孕妇选用的复合维生素矿物质补充剂种类很多，不论是药准字的，还是保健食品批号的，大多数都含铁，含量在20毫克～60毫克。孕妇应选择知名品牌、信誉良好的产品。孕妇服用任何维生素和矿物质复合制剂之前，请向专业人员咨询，以确定合适的种类、剂量和服用时间。

第八章

妊娠期高血压疾病的饮食对策

妊娠期高血压疾病是妊娠期特有的疾病，发病率接近10%，其主要表现为高血压（血压≥140/90毫米汞柱）、蛋白尿（尿蛋白+）、水肿（体重突然异常增加，足踝部凹陷性水肿），严重时出现头痛、抽搐、视觉障碍、溶血、血小板减少、肺水肿等。

妊娠高血压疾病严重影响孕妇及胎儿健康，是孕产妇和围生儿患病和死亡的主要原因之一。但我们发现，有些孕妇对此认识不足，觉得不过是头痛、头晕、头胀而已，不影响工作与生活，不检查也不治疗，置之不理。有调查表明，妊娠高血压疾病的知晓率（及时确诊的比例）为44.7%，治疗率（及时治疗的比例）为28.2%，控制率（治疗效果较好的比例）仅为8.1%。

血压及其测量

血液在血管中流动的时候，会对血管壁产生侧向压力，即为血压。因为血管分动脉、毛细血管和静脉，所以也就有动脉血压、毛细血管压和静脉血压。通常我们所说的血压是指动脉血压，实际测量时是在上臂测得肱动脉血压。

血液循环流动的动力来自心脏，血压也来自心脏。当心室收缩时，主动脉压急剧升高，它所达到的最高数值就叫作“收缩压”，俗称“高压”；当心室舒张时，主动脉压下降，它所下降到最低的数值叫作“舒张压”，俗称“低压”。收缩压和舒张压之间的差值称为“脉压差”。

血压的计量单位有两个：毫米汞柱（mmHg）和千帕（KPa）。长期以来，人们用水银测压计来测量血压，因此习惯上用水银柱的高度来表示血压数值，即毫米汞柱（mmHg）。后来又引入国际标准单位“千帕斯卡”（kPa）作为血压的单位。不同医院或医生有不同的习惯，我们只要了解其相互换算就好了：1毫米汞柱=0.133千帕。根据这个关系式，就可以把血压换成自己比较熟悉的表达方式。

血压是血液循环流动的前提，为生命所必需。血压严重下降、消失（休克）往往是死亡的前奏。人的血压不是恒定不变的，在一天当中会随着情绪、环境、运动强度不同而发生变化，并且表现出昼高夜低、冬高夏低的规律性。

此外，精神紧张也会使血压上升，例如，同一个人在医院测量血压时，其数值通常要比在自己家里测量时要高一些，这种现象被称为“诊所高血压”，又称“白大衣效应”，认为这与精神紧张有关。

正是因为血压高低受很多因素的影响，容易波动并造成测量值不准确，所以诊断高血压时，不能只测一次就下结论，应该采用标准的方法并测量多次（通常为两三次）后取平均值。

测量血压时，被测者应安静、舒适就座5～10分钟，取坐位或卧位，通常测量右上肢，除去紧袖衣服，放松手臂肌肉，前臂支撑与心脏同一水平，成人用13厘米～15厘米宽、30厘米～50厘米长的气囊，平坦地缚于暴露的前臂，血压计袖带下沿距离肘关节线上1厘米，松紧度以能伸进一个指头为宜，将听诊器探头置于肱动脉搏动处，袖带迅速充气至脉搏消失后血压计再上升30毫米汞柱左右，然后以大约2毫米汞柱/秒的速度放气，听到第一声响为收缩压，声音消失为舒张压，在不少于3分钟内至少测2次，取其平均值。初次测量血压者最好同时测两臂，了解两臂的差异。

家庭自测血压时，现多使用半自动电子血压计。半自动电子血压计分臂式、腕式和指式，其中以臂式较准确，腕式次之，指式最差。从理论上解释，离心脏越远的动脉越细，压力越小，越不容易准确测量。所以，购买时最好买臂式的电子血压计。测量过程中同样需要上臂与心脏同一水平。

临床上有时还要连续测量24小时动态血压。24小时动态血压监测更准确，不受患者生活影响，可以观测24小时内日夜平均血压以及血压是否升高，甚至还可以计算高于正常值的次数占全天测量次数的百分比。正常人每天有2个血压高峰，上午9时～11时与下午4时～7时。尽管血压升高，但都在正常范围内，而且夜间0时～5时有1个血压值低谷。如果血压高峰时数值超标，或者血压值低谷并不低，那么有可能是高血压。

妊娠高血压疾病

妊娠高血压疾病比较复杂，包括病情轻重不一的一组疾病。中华医学会妇产科学分会《妊娠期高血压疾病诊治指南（2012）》根据病情不同，把妊娠高血压疾病分为妊娠期高血压、子痫前期、子痫、妊娠合并慢性高血压等几种情况。因为病情复杂，常常要等到产后才能确诊到底是哪一种情况。比如，妊娠期高血压是指妊娠期首次出现的高血压（血压≥140/90毫米汞柱），同时尿蛋白阴性，且血压于产后12周恢复正常。如果产后12周高血压还没有恢复正常，那就很可能是另外一种情况——妊娠合并慢性高血压，即怀孕之前就是高血压。子痫前期和子痫的情况更为复杂，不仅有高血压，还伴有尿蛋白异常、头痛、视觉障碍、转氨酶异常、肾功异常、心脏功能异常、抽搐等轻重不一的临床问题。这些症状多数在分娩后即随之消失。

妊娠高血压疾病基本的病理生理变化就是全身小血管痉挛，这导致全身各个脏器血液灌流减少，氧气和养料供应不足，危害胎儿发育和母体健康，主要表现在以下几个方面：

①胎盘血管痉挛导致胎盘血流不足，胎盘血管急性硬化，胎盘功能下降，胎儿生长受限，胎儿宫内缺氧、窘迫，早产或出生低体重。有时致胎盘早剥，严重的话胎儿（还有母亲）死亡。

②大脑血管痉挛，通透性增加，脑水肿、充血、贫血、血栓形成以及出血等，出现感觉迟钝、头晕、头痛、视力下降、失明、昏迷等。

③肾脏内皮细胞肿胀，肾小球扩张。血浆蛋白自肾小球漏出形成蛋白尿（即尿液中有蛋白质）。蛋白尿的多少标志着妊娠高血压疾病的严重程度。蛋白尿越多则病情越重，严重时可致少尿及肾功能衰竭。

④肝脏细胞受损，肝功能异常，转氨酶升高。

⑤心脏血管痉挛，外周阻力增加，血压升高，心输出量减少，心肌缺血、水肿、坏死，严重时导致心力衰竭。

⑥血液系统异常，全身小动脉痉挛，血管壁渗透性增加，血液浓缩，贫血，溶血，血小板减少。

妊娠高血压疾病的发病原因和机制尚不清楚，一般认为可能与免疫（特别是胎盘免疫）、遗传、糖尿病、慢性肾炎、营养不良、肥胖等因素有关。

妊娠高血压疾病要早预防、早诊断、早治疗。当孕妇出现以下症状时要及时就医：短时间内体重增加过多（1周体重超过0.5千克）；头痛、视物不清、恶心、呕吐、上腹部不适；心慌、憋气，夜间不能入睡，伴呛咳，甚至不能平卧；胎动减弱或消失。

轻度的妊娠高血压疾病可以不用降压药和解痉药，主要靠加强休息，左侧卧位，一昼夜不少于10小时。左侧卧位可以减轻子宫对腹部血管的压迫，增加胎盘的血液供应。中度和重度的妊娠高血压疾病应住院治疗，服用解痉药和降压药，有时还要适时终止妊娠。

常用的口服降压药物有拉贝洛尔和硝苯地平等，如果口服药物血压控制不理想，可使用静脉用药，包括拉贝洛尔、尼卡地平酚妥拉明等。孕期一般不使用利尿剂降压，以防血液浓缩、有效循环血量减少和高凝倾向。不推荐使用阿替洛尔和哌唑嗪等。

妊娠高血压疾病的饮食防治

饮食对血压有重要影响，在妊娠高血压疾病的发生、发展过程中，饮食起到一定作用。

平衡膳食，避免体重增长过快

肥胖是高血压的重要诱因之一。孕期体重增长过快，也是妊娠高血压疾病的危险因素之一。

《中国高血压防治指南（2010）》指出，肥胖的高血压患者减轻体重后血压会随之下降。妊娠高血压孕妇虽然不能进行减肥（使体重不升反降），但遏制孕期体重增长过快，使之达到正常的增重范围，是非常重要的防治手段。关于如何实现孕期体重的正常增长速度，避免或遏制体重增长过快，请参阅第4章。

在保证体重正常增长的基础上，妊娠高血压孕妇应坚持平衡的膳食结构，每日各类食物的摄入量和搭配原则与普通孕妇基本相同（请参阅第一章）。

在维持平衡膳食结构的前提下，要特别注意那些与高血压关系格外密切的膳食因素，如食盐、钾、钙以及脂肪。高血压示范食谱见第十章。

低盐饮食

高盐饮食是高血压发生的重要诱因。中国人食盐（氯化钠）摄入量普遍超标。根据《中国居民膳食指南（2007）》的建议，每人每天食盐摄入量为6克。但根据卫生计生委发布的《中国居民营养与慢性病状况报告（2015）》，我国居民平均每天烹调用盐为10.5克，北方人还要更多一些。

低盐饮食是治疗高血压的基础措施之一。一般建议妊娠高血压疾病患者把食盐摄入量限制在每日5克～6克。当出现严重水肿时，妊娠高血压疾病患者则要把食盐摄入量控制在每日3克～4克。

把食盐摄入量从每日10克或者更多一下子减少到6克以下，并不是件容易的事情。因为食盐是“百味之王”，对于已经习惯较重咸味的人而言，5克～6克食盐烹制出来的全天菜肴简直淡得难以下咽。在这种情况下，低盐饮食不一定非得一步到位不可，可以分阶段进行。研究表明，只要减少食盐摄入量（比现在摄入的食盐少一些），即使没有达到低盐饮食的标准要求，但对降低血压也是有帮助的。

要想降低食盐摄入量，或真正做到低盐饮食，必须多方面采取综合措施才行。

1.使用专门量勺，改变口重习惯

很多超市里售卖专门的盐勺，即专门用来称量食盐重量的小勺，每勺容量约为2

克食盐。家庭烹调食物时，应根据每餐的就餐人数决定盐的总使用量。每人每天6克食盐，一日三餐，那么平均每餐2克食盐。如果两口之家吃晚餐，那么晚餐一共要用2勺（4克）食盐。不论烹制几个菜肴，总的用盐量就是2勺，要统筹安排，合理食用。

必须指出，仅仅根据菜肴咸味的轻重来控制食盐，往往不能达到很好的效果。孕妇餐桌上的菜肴比较丰盛，进食量也比较大。这样一来，即使每个菜肴并不很咸，但因为进食菜肴的总量比较多，也会摄入较多的食盐。因此，唯有使用专门的盐勺，定量用盐才是控制食盐摄入、实现低盐饮食的有效保障。有人可能会觉得烹调时使用盐勺很麻烦，但其实也只是麻烦一段时间而已，用盐勺一段时间之后，习惯成自然，无须再用盐勺，凭目测就可以大致做到定量用盐了。

人的“口重”或“口淡”偏好，说到底是在长期的饮食中形成的习惯。既然是习惯，当然就是可以改变的，只不过这种改变需要时间来适应。

2.选用低钠盐

很多大的超市里有售低钠盐。所谓“低钠盐”就是用一部分氯化钾、氯化镁等化合物替代一部分氯化钠，以减少同样重量食盐中钠的含量（一般减少30%左右）。因为食盐（氯化钠）的升血压作用主要是钠所致，所以用低钠盐代替普通盐对妊娠高血压孕妇十分必要。

别看钠含量低30%，低钠盐的咸度与普通盐基本相同，烹制食物的时候，可以与普通食盐一样使用，无须加量。在获得同样菜肴咸淡口味的前提下，低钠盐减少了钠摄入，对控制血压非常有利，所以低钠盐也受到卫生计生委的推荐。在为2009年全国高血压日发布的宣传材料中，中国疾病预防控制中心（CDC）建议：“盐业公司改进食盐中钾钠比例，适当增加钾盐和减少钠盐（即为低钠盐——本书作者注）。”

低钠盐中钾含量比普通盐高。钾对高血压患者和健康人都是有益的，但肾功能不全者且血钾较高时，应避免食用低钠盐。

有时候，在很多超市的货架上，还会发现加锌盐、加硒盐、加铁加钙盐等所谓的“保健盐”，与低钠盐不同，这些食盐对血压控制没有额外的益处。

3.减少隐形食盐摄入

除食盐（氯化钠）外，还有一些食物含有多量的钠（或盐），如酱油（盐）、蚝油（盐）、酱类（盐）、咸菜（盐）、虾皮和海米（盐）、咸鸭蛋（盐）、腌制的蔬菜（盐）、味精（谷氨酸钠）、面碱（碳酸钠）、小苏打（碳酸氢钠）、防腐剂（苯甲酸钠等）、发色剂（硝酸钠）、疏松剂（磷酸氢钠）。这些食物虽然不是盐，有些甚至没有丝毫咸味，但都含有较多的钠，可以称为“隐形食盐”，经常食用对妊娠高血压孕妇不利。

患妊娠高血压疾病的孕妇应该在减少食盐摄入量的基础上，注意减少或避免上述隐形食盐的摄取。当食用这些食品时，要相应减少用盐量。一般地，20毫升酱油相当于3克食盐，10克大酱相当于1.5克盐，25克虾皮中含3克盐。

实际上，加工食品如饼干、零食、饮料、火腿肠、方便面、挂面、点心、面包、油炸食品等都含有较多的钠，尽管它们吃起来并不咸，这主要是因为食品加工过程加入的各种添加剂多是含钠的化合物。一些常用高钠食物中的钠含量见表8-1。

表8-1　一些常用高钠食物中的钠含量（以100克可食部计）

食物	含量（毫克）	食物	含量（毫克）	食物	含量（毫克）
油条	585.2	油饼	572.5	方便面	1144.0
咸面包	526.0	多维面包	652.7	苏打饼干	312.2
豆腐丝（油）	769.4	素火腿	675.9	炸素虾	1440.0
葵花子（炒）	1322.0	叉烧肉	818.8	腊肉	763.9
午餐肉	981.9	猪肝（煮卤）	674.7	火腿肠	771.2
酱牛肉	869.2	咸鸭蛋	2706.1	鲮鱼（罐头）	2310.0
鲑鱼子酱	2881.0	虾皮	5057.7	海米	4891.9
酱油（平均）	5757.0	陈醋	836.0	豆瓣酱	6012.0
大酱	3606.1	蒜蓉辣酱	3236.3	腐乳（红）	3091.0

注：引自《中国食物成分表（2002）》（中国疾病预防控制中心营养与食品安全所编著，北京大学医学出版社2002年出版）。

4.改变不利于限制食盐摄入的习惯

除口味较重外，食盐摄入量过多往往还与某些饮食行为有关。改变这些不利于控制食盐的饮食行为，或培养有助于控制食盐的饮食习惯，往往是更为有效的控盐措施。

①避免吃咸的食物佐餐，如咸菜、榨菜等。

②不要在餐桌上放盐和酱油，避免临时往食物中加盐或酱油。

③烹调时尽量少用盐，使用香料或其他调味品（如醋和糖）调味。充分利用醋、糖、苦瓜、辣椒、青蒜、洋葱、蒜头及姜等刺激出酸、甜、苦、辣的口感，以减少对盐的依赖。

④烹调时出锅前再放盐，不使盐渗入食物中，而集中在食物表面，使舌上味蕾感受较强咸味。

⑤适当多吃些生菜、沙拉等，这样既可少摄入盐，又可保留更多的营养成分。

⑥尽量少吃鱼、肉的熟制品、罐头食品及腌制蔬菜。

摄入充足的钾

讲控制钠（或食盐），就不能不讲钾。在体内，钾和钠是一对“冤家”，钾主要在细胞内，钠主要在细胞外，都是维持生命所必需的电解质。钾和钠之间既互相拮抗，又有协同作用，维持体内钾和钠的平衡对生命活动有重要意义。

一般认为，钠有升血压作用，而钾有降血压作用，并且钾的降血压作用是通过拮抗钠的升血压作用来实现的。流行病学调查发现，钾摄入量高的人群其平均血压和高血压患病率较低，钾摄入量低的人群则相反，平均血压和高血压患病率较高。

钾通过扩张血管，降低血管阻力，而降低血压，还能增加尿钠排泄，来抵消高钠的升血压作用。在钠（或食盐）摄入量普遍超标的情况下，摄入充足的钾对防治高血压具有重要的现实意义。

根据中国营养学会《中国居民膳食营养素参考摄入量（2013）》的建议，孕妇每天最好摄入3600毫克的钾。钾的最好食物来源是蔬菜（尤其是绿色叶菜和菌藻类）和水果（尤其是柑橘类），瘦肉、禽类、鱼类、乳制品和豆类也是钾的良好来源。一些日常高钾食物的钾含量见表8-2。

表8-2 一些日常高钾食物的钾含量（以100克可食部计）

食物	含量（毫克）	食物	含量（毫克）	食物	含量（毫克）
油菜	210	菠菜	311	小白菜	178
菜心	236	萝卜缨	424	芹菜	154
生菜	170	红苋菜	340	茼蒿	220
空心菜	243	蒜苗	226	韭菜	247
蚕豆（鲜）	391	扁豆（鲜）	178	豆角	209
毛豆	478	豌豆（鲜）	332	油豆角	240
鲜蘑菇	312	榛蘑（水发）	732	海带	246
金针菇	195	木耳（水发）	52	香菇（鲜）	20
甜椒	142	番茄	163	茄子	142
苦瓜	256	黄瓜	102	南瓜	145
马铃薯	342	荸荠	306	芋头	378
红薯	130	木薯	764	莲藕	243
白萝卜	173	洋葱	147	竹笋	389
红心萝卜	385	菜花	200	西蓝花	17
苹果	119	鲜枣	375	桃	166
梨	92	葡萄	104	石榴	231
橙	159	波罗蜜	330	香蕉	256
草莓	131	猕猴桃	144	柑橘	154
木瓜	18	哈密瓜	190	西瓜	87
标准粉	190	富强粉	128	粳米	97
黄玉米面	249	小米	284	荞麦	401

续表

食物	含量（毫克）	食物	含量（毫克）	食物	含量（毫克）
黄豆	1503	豆腐	125	豆浆	48
豆腐皮	536	豆腐干	140	腐竹	553
绿豆	787	红豆	860	红芸豆	1215
里脊肉	317	牛奶	109	鸡蛋	154
草鱼	312	鲅鱼	370	海虾	228

注：引自《中国食物成分表（2002）》（中国疾病预防控制中心营养与食品安全所编著，北京大学医学出版社2002年出版）。

正常进食的情况下，一般不会出现缺钾或钾过多。因为人体肾脏具有强大的调节能力来维持血液钾浓度的稳定，当钾摄入减少时，尿中排泄的钾也减少；当钾摄入增多时，尿中排泄的钾也增多。不过，肾功能不全或者心功能衰竭者，钾、钠的摄入量应该听从临床医生的指导。临床上，可通过化验血液中的钾、钠浓度来判断钾、钠是否平衡。

摄入充足的钙

补钙防治妊娠高血压疾病的说法已经被写进了《妇产科学》教材。一方面，研究发现，妊娠高血压孕妇血清钙比正常孕妇低，而且低钙导致血压异常的机制已经被证实；另一方面，中国孕妇钙摄入量不容乐观，钙摄入不足的情况比较普遍。

根据中国营养学会的建议，孕早期、孕中期和孕晚期每天分别应摄入钙800毫克、1000毫克和1000毫克。钙的主要食物来源是奶类及其制品、大豆及其制品、绿叶蔬菜、虾皮、芝麻酱、紫菜等。日常食物中的钙含量参阅第5章。

妊娠高血压孕妇每天至少饮用300毫升或相当的奶制品，食用相当于40克大豆的豆制品，如豆腐（200克）、豆腐干（80克）、腐竹（30克）、豆腐脑（700克）等，不包括豆浆，豆浆中钙含量明显偏低。

如果孕妇膳食结构中奶类和大豆制品摄入量都不足的话，其他食物通常难以满足每日钙需要。此时，服用钙补充剂（如碳酸钙片剂）每天补充600毫克钙是非常必要的。关于含钙的营养补充剂，请参阅第五章。

关注膳食脂肪

妊娠高血压孕妇常伴有血脂异常，主要表现是血液甘油三酯水平升高，而高密度脂蛋白胆固醇水平降低。虽然目前还没有足够的证据表明怀孕期间的血脂异常会造成严重后果，如动脉粥样硬化等，但考虑到血脂异常与高血压同时存在的复杂性，妊娠高血压孕妇应关注血脂水平。

血脂指血液中的甘油三酯、胆固醇等脂类物质，它们与食物中的脂肪和胆固醇等成分有密切关系。尤其是食物中的饱和脂肪酸，是造成血脂异常的重要因素。脂肪主要来自烹调油和鱼、肉、蛋、奶等动物性食物，其中肉、蛋、奶、动物内脏和动物油脂以及氢化植物油是饱和脂肪酸的主要来源。

一般要求，妊娠高血压孕妇要避免摄入过多的脂肪，脂肪供能比（脂肪提供的能量占全天总能量的百分比）≤30%，其中饱和脂肪酸热比≤10%。

“避免摄入过多的脂肪”“30%以下”之类说起来很容易，但真正要做到则有一定难度。因为在实际生活中，城市居民摄入的脂肪已经普遍超过了这些合理标准。根据卫生计生委发布的《中国居民营养与慢性病状况报告（2015）》，我国居民脂肪摄入量过多，平均膳食脂肪供能比为32.9%，这意味着大部分人脂肪摄入量超过合理范围。

减少脂肪摄入量首先要从减少食用油入手。因为上述调查发现，城市居民每日摄入的脂肪约有一半来自食用油。妊娠高血压孕妇要把每日食用油控制在20克～25克。日常生活中，应做到炒菜少放油、避免油炸或过油、尽量少在酒店或餐馆进餐、家庭烹调时最好使用带刻度的小油壶定量用油等。

其次，要减少肉、蛋、奶中所含的脂肪。鱼、肉、蛋、奶和大豆制品是优质蛋白的来源，即使是妊娠高血压孕妇也要保证摄入量。为了避免因吃这类食物而摄入过多的脂肪，要选择“瘦”（脂肪含量相对少）的肉类，如鱼虾、海鲜、鸡肉、火鸡肉、牛肉、瘦猪肉、瘦羊肉、兔肉等，尽量少选脂肪含量高的肉类，如肥肉、肥瘦肉、五花肉、肥牛肉、肥羊肉、猪排、牛排、鸭肉、鹅肉等。

最后，要少吃在加工过程中添加了很多油脂的食品，如饼干、面包、方便面、汉堡包、油炸零食（如薯条）、糕点、油条、葱油饼、抛饼等。

其他生活细节

在重视日常饮食的同时，妊娠高血压孕妇还要注意以下生活细节，以避免高血压加重：

①避免工作过度紧张和劳累，注意休息，争取午睡半小时，晚上也要早睡。

②身体活动以散步、做操、打太极拳等轻柔舒缓的形式为主，避免剧烈的运动或突然用力。

③多吃粗粮、蔬菜和水果，保持大便通畅，避免排便太用力。

④起床时要做到“3个半分钟”，即醒来静卧半分钟、坐半分钟、双下肢下垂床沿半分钟，然后才下地活动。

⑤除非有医嘱要求，否则不宜长期静坐或卧床。下午步行半小时，晚餐后步行半小时。

第九章

科学哺乳，科学育儿

产后6～8周是产妇休息、身体各系统尤其是生殖器官恢复的阶段，临床上称为产褥期。“坐月子”指产褥期的前30天，但它并不是科学术语，而是一个民间称谓。“坐月子”几乎是中国传统文化中特有的称谓，这本来也没什么，但如果在科技昌明的当今时代，还恪守那些与科学无关的“坐月子”风俗，笃信各种传闻中的禁忌（如不能吃水果），而不遵守优生优育的科学原则，未免太过糊涂。

育儿过程中的非科学行为又何止“坐月子”风俗的传闻禁忌，给新生婴儿的种种“礼遇”（如喂黄连水、捆腿等）也远离科学育儿原则。采取科学方法把婴儿养大，让母亲恢复，是每一个产妇都应该学习掌握的。尽管很多时候靠老经验、旧风俗也能抚育婴儿，但终究比不上科学育儿。本章主要谈论与产妇饮食和婴儿喂养有关的科学育儿方法。

产褥期饮食要多样化

如果把全国各地“坐月子”风俗中必须吃的食物收集起来，相信很多人会大吃一惊，有些地方只能吃小米粥加鸡蛋，某些地方则只能吃母鸡，还有些地方只能吃公鸡，喝米酒……这些说法如此千差万别，以至于很容易判断。这些说法显然出自各地风俗差异，而不是科学或医学。“坐月子”的饮食禁忌与此相仿，听起来像是医学，例如，“吃水果对牙齿不好”“吃凉的会得关节炎”“开窗容易受风”……但其实只是风俗，大多不能信以为真。最让人哭笑不得的是，很多不遵守这些禁忌的人安然无恙，但会被“恐吓”说虽然现在没事但等你老了就会为此付出健康代价。

产褥期（包括“坐月子”那30天）新生儿嗷嗷待哺，母亲身体需要从生产中恢复。显然这不仅需要休息，还需要充分的营养支持。“充分”的意思是营养素种类齐全，数量够用。离开多样化的平衡饮食，光靠使劲多吃鸡蛋、小米、鸡肉等少数几种食物不可能获得充分的营养。

乳母饮食在一定程度上会影响母乳的营养成分，尤其是维生素、微量元素等，进而影响到婴儿的生长发育。良好饮食更重要的是维系母体健康，当乳母营养摄入不足时，会先“牺牲”母亲以确保婴儿的营养供应，比如会把母亲骨骼中的钙“动员”出来进入乳汁优先提供给婴儿。有研究表明，哺乳有很多好处，如促进产后子宫恢复、避免发生乳房肿胀和乳腺炎、有助避孕、降低肥胖和乳腺癌风险，但也会有增加患骨质疏松的风险。如果不给予充分的营养供应，骨质疏松的风险无疑会增加。产褥期以及整个哺乳期，任何偏食的行为都是错误的。产褥期膳食同样应是多样化的平衡膳食，以满足营养需要为原则，无须特别禁忌。

“四多”促进乳汁分泌

人类是哺乳动物大家族的一员，真正没有母乳的情况应该是极少见的，但在实践中经常有一些母亲因为“没有奶水”而无法进行母乳喂养，这是不正常的，原因也比较复杂。那么，如何促进乳母乳汁分泌呢?

首先要让婴儿多吸吮。母乳分泌量会受到催乳素水平、饮食营养、局部血液循环等多种因素影响，但最重要的影响因素是婴儿频繁的吸吮。频繁吸吮诱发“射乳反射”，从而增加母乳分泌。

分娩后，母乳量不是等来的，而是吸吮来的。应尽早让母婴接触，尽早开奶，产后1小时内应帮助新生儿尽早实现第一次吸吮，对成功建立母乳喂养十分重要。生后2周是建立母乳喂养的关键时期，应该让新生儿频繁吸吮母亲乳房。3月龄内按需哺乳，婴儿应频繁吸吮，每日不少于8次，可使母亲乳头得到足够的刺激，促进乳汁分泌。每次哺乳时应先喂空一侧乳房，再喂另一侧，下次哺乳则从未喂空的一侧乳房开始。哺乳前热敷乳房，从外侧边缘向乳晕方向轻拍或按摩乳房，有促进乳房血液循环、增加泌乳的作用。

产妇要多摄入液体。很多产妇不知道，促进乳汁分泌作用最强的饮食成分是水，产妇多饮水，多吃液体食物（如奶、粥、汤、饮品等）对母乳分泌帮助最大。

产妇要多吃蛋白质食物。奶、蛋、肉、鱼虾和大豆制品等高蛋白食物，不但是乳母所需营养的重要保障，还有助于泌乳。虽然民间常常用高脂肪食物（如猪蹄、排骨、肥肉、花生、肥牛、鸡汤、肉汤、排骨汤等）“催奶”，但脂肪对泌乳的促进作用并不明确。饮食过于清淡的乳母饮食增加一些脂肪往往会促进泌乳，但如果食谱中蛋白质食物是充足的，再额外增加脂肪（如各种肉汤或猪油、肥肉等）并不能使泌乳增加。

产妇要多休息，保持心情愉快。心理或精神因素对泌乳也有很大影响，家人要多照顾、体贴产妇，使产妇身心愉快、心情放松、睡眠充足，可促进泌乳。

“月子餐”食谱要点

因为要兼顾促进乳汁分泌和保证母体自身营养供应，所以产褥期营养需要比孕晚期更多，其中能量和蛋白质、钙等主要营养素供给量应高于孕晚期。这意味着，乳母饮食应该在孕晚期基础上继续提升，即比孕晚期吃得更多、更好、更均衡。

产褥期乳母应多喝水，每天2500毫升以上；喝低脂奶或脱脂奶，每天500克；多喝粥，比如杂粮粥、绿豆粥、瘦肉粥、鱼片粥等；多喝清淡的汤，比如鸡蛋汤、鲫鱼汤、鲤鱼汤等，少喝高脂肪的汤，如排骨汤、鸡汤、猪蹄汤等，或者熬好肉汤、排骨汤后暂时不喝，冷藏静置数小时后去掉表面的浮油层（脂肪），再饮用；每天吃1个鸡蛋、100克瘦肉、100克鱼虾以及适量大豆制品（每日1大杯豆浆或/和半块豆腐）；控制食用油摄入，尤其是猪油、肥肉等。月子餐食谱示范见第十章。

需要提醒的是，促进泌乳的月子餐食谱绝不意味着大吃大喝，不论是否有胃口，都不要过度进食，避免体重继续攀升（与分娩后体重相比）。哺乳期乳母的体重应该缓慢地下降，以消耗孕期储备的脂肪。至哺乳期结束时（数月到1年），乳母体重应该恢复到孕前或正常水平，否则会因产后体重滞留而肥胖，而且这种产后肥胖通常减肥困难。

乳母饮食指南

像孕期饮食一样，哺乳期饮食也要保证蛋白质、DHA、钙、铁、锌、维生素A、B族维生素、维生素C和维生素D等重点营养素的摄入量。这决定了乳母饮食必须是多样化均衡食谱，并格外注意适当增加奶类、蛋类、肉类、鱼虾、大豆制品、粗粮、蔬菜和水果。提别要提醒的是，乳母维生素C摄入量应该比孕期更多，达到每天150毫克（孕期是120毫克），这意味着乳母要吃更多蔬菜和水果。另外，一般饮食中容易缺乏DHA、维生素D和钙等营养素时，还应该额外补充（服用营养素补充剂），补充方法与孕期相同，见第五章。

根据中国营养学会《中国居民膳食指南》的建议，乳母每日各类食物的推荐摄入量见表9-1。

表9-1 乳母每日各类食物的推荐摄入量

食物类别	哺乳期（克）	说明
植物油	25～30	注意多样化
盐	6	加碘盐
奶类	300～500	注意低脂或脱脂奶类
大豆制品和坚果	40～60	
鱼、禽、蛋、肉	200～300	其中鱼、禽和蛋类各50克，含动物内脏
蔬菜	400～500	绿叶蔬菜占2/3
水果	200～400	
谷类、薯类、杂豆	350～450	杂粮不少于1/5
水	2100	2013版DRIs

哺乳期食谱首先要增加鱼、禽、蛋、瘦肉及海产品的摄入。这些动物性食物可提供丰富的优质蛋白质，乳母宜多采用，每天应增加总量100克～150克的鱼、禽、蛋、瘦肉，其提供的蛋白质应占总蛋白质的1/3以上。无法增加动物性食物时，可多食用

大豆类食品以补充优质蛋白质。为预防或纠正缺铁性贫血，应多摄入动物肝脏、动物血、瘦肉等含铁丰富的食物。此外，乳母多吃些海产品还对婴儿智力发育有益。

乳母应适当增饮奶类，多喝汤水。奶类含钙量高，易于吸收利用，是钙的最好食物来源。乳母每日若能饮用牛奶500毫升，则可从中得到约600毫克优质钙。对那些不能或没有条件饮奶的乳母，建议多摄入连骨带壳食用的小鱼、小虾，大豆及其制品，以及芝麻酱、深绿色蔬菜等含钙丰富的食物。必要时可在保健医生的指导下适当补充钙制剂。此外，鱼、禽、畜类等动物性食品宜采用煮或煨的烹调方法，促使乳母多饮汤水，以便增加乳汁的分泌量。

忌烟酒，避免饮用浓茶和咖啡。乳母吸烟（包括间接吸烟）、饮酒对婴儿健康有害，喝浓茶、咖啡也可能通过乳汁影响婴儿的健康，因此，为了婴儿的健康，哺乳期应继续忌烟酒，避免浓茶、咖啡。

科学活动和锻炼，保持健康体重。除合理膳食外，乳母还要适当运动及做产后健身操，促使产妇机体复原，保持健康体重，同时减少产后并发症的发生。坚持母乳喂养，而哺乳期女性进行一定强度的、规律性的身体活动或运动也不会影响母乳喂养的效果。

坚持母乳喂养

0～6月龄是孩子一生中生长发育的第一个高峰期，对能量和营养素的需要高于其他任何时期。但婴儿消化器官和排泄器官发育尚未成熟，功能不健全，对食物的消化吸收能力及代谢废物的排泄能力仍较低。母乳既可提供优质、全面、充足和结构适宜的营养素，满足其生长发育的需要，又能完美地适应婴儿尚未成熟的消化能力，并促进其器官发育和功能成熟。母乳是婴儿最自然、最理想、最宝贵、最佳的食物，所以任何其他食物的喂养方式都不能与母乳喂养相媲美。

对婴儿身心发育而言，母乳喂养具有不可替代、无法比拟的优势，每一位母亲都应坚定信心，克服现实困难，努力实现母乳喂养。6个月内纯母乳喂养，12个月内不断母乳，有条件时哺乳到1.5～2岁。然而，国内母乳喂养率一直处于较低的水平，目前6个月以内婴儿纯母乳喂养率还不到50%。为何大多数人都知道母乳喂养好，却有超过一半的婴儿未能实现纯母乳喂养？母乳喂养在生活实践中经常遭遇种种阻力。

0～6个月纯母乳喂养

母乳中适宜数量的营养既能提供婴儿充足而适量的能量，又能避免过度喂养，使婴儿获得最佳的、健康的生长速率，为一生的健康奠定基础。因此，对0～6月龄的婴儿应给予纯母乳喂养。纯母乳喂养能满足6月龄内婴儿全部液体、能量和营养素的需要，母乳中的营养素和多种生物活性物质构成一个特殊的生物系统，为婴儿提供全方位呵护，助其在离开母体子宫的保护后，仍能顺利地适应大自然的生态环境，健康成长。

根据世界卫生组织（WHO）在《婴幼儿喂养全球战略》中的建议，纯母乳喂养就是除母乳之外，不喂给其他任何食物或饮料，甚至不喂水，但允许给予维生素D、铁等维生素和矿物质制剂。

给新生儿喂黄连水或黄芩水是南方很多地区的流行风俗，其实没有任何必要，也没有任何益处。“预防新生儿黄疸”“先苦后甜”等说法毫无根据，黄连、黄芩等中药还可能损害婴儿稚嫩的肠道、肝脏、肾脏。

给新生儿喂盐水，不但对正常出生的婴儿无价值，还会增加婴儿肾脏负担，而不会带来任何益处（特殊医学情况下使用是例外）。

给婴儿喂蜂蜜水，其益处不会超过喂葡萄糖水，但风险却很大，是拿婴儿的生命冒险。蜂蜜有可能含有肉毒杆菌芽孢（直接来自蜜蜂，间接来自灰尘或土壤），进入婴儿未发育完善的肠道后，会产生并释放毒素，并引起中毒，这样的案例报道有不少，病死率较高。世界卫生组织（WHO）、中国卫计委等权威机构都反对给婴儿喂蜂蜜。

给婴儿喂凉茶也是错误的。没有任何证据表明，凉茶对婴儿有什么益处，或者能解决什么问题。而凉茶中复杂的中药成分很难让人相信它对婴儿是无害的。同样，给婴儿喂珍珠粉、金银花水、高丽参水等也是有害无益的。

有些家长给3个月以内的婴儿喂米粥、米汤、米糕等，以为孩子爱吃，岂不知小婴儿消化淀粉（米粥、米汤、米糕的主要成分）的能力很差，这些东西不但吃了也白吃，还会干扰奶类摄入和吸收，得不偿失。

定时给6个月以内的婴儿喂水也是毫无必要的，因为母乳含有丰富的水分，可以满足小婴儿的生理需要，无须定时喂水。

产后尽早开奶，坚持新生儿第一口食物是母乳

产后刚开始几天分泌的乳汁称为初乳，初乳富含营养和免疫活性物质，有助于肠道功能发展，并提供免疫，其价值远胜普通乳汁。母亲分娩后，应尽早开奶，让婴儿开始吸吮乳头，获得初乳并进一步刺激泌乳、增加乳汁分泌。

婴儿出生后第一口食物应是母乳，这一点意义重大，不但有助于建立母乳喂养，还有利于预防婴儿过敏，并有助于减轻新生儿黄疸、体重下降和低血糖的发生。可是，由于一时还没有乳汁分泌，特别是剖宫产的母亲，很可能产后一两天没有乳汁，母亲或家属担心新生儿饿坏，总是会想办法喂点儿糖水、奶粉等，其实没有必要。新生儿没有那么容易饿，即使哭闹也不表明饥饿，因为他们出生时，体内具有一定的能量储备，可满足至少3天的代谢需求。开奶过程中不用担心新生儿饥饿，可密切关注婴儿体重，生后体重下降只要不超过出生体重的7%就应坚持纯母乳喂养〔中国营养学会《婴儿喂养指南》（0～6个月）〕。

婴儿出生时，温馨环境、愉悦心情、精神鼓励、乳腺按摩等辅助因素，有助于顺利成功开奶。但婴儿吸吮前不需过分擦拭或消毒乳头，乳头上正常少量的细菌对新生儿有益无害。

不要轻易添加第一口奶粉。一旦喂配方奶之后，婴儿就有可能（并非一定）因喜

欢奶嘴而拒绝吸吮乳头，造成乳头混淆（用小勺而不是奶瓶喂奶，在一定程度可以避免），或者因为喜欢奶粉的味道而拒绝母乳。即使后来很快转成母乳喂养，但早期添加奶粉仍然会增加婴儿过敏的风险。相当一部分产妇在分娩之前已经准备好奶粉、奶瓶等，明显对母乳喂养的信心不足。

只有在有医疗指征的情况下（个别情况）才需要喂新生儿配方奶粉，主要是治疗高胆红素血症（黄疸）或低血糖。早产儿（吸吮能力差）或者产妇患有妊娠糖尿病（婴儿血糖不稳定）等情况，婴儿仍有很大的机会进行母乳喂养，但有时头几天要根据医生建议添加配方奶粉。

当然，即使初生几天内补充了配方奶粉，也并不意味着以后就无法母乳喂养了。很多婴儿仍有机会“转奶”为母乳喂养。

掌握母乳喂养技巧

哺乳之前，等待哺乳的婴儿应是清醒状态、有饥饿感，并已更换干净的尿布，保证环境舒适。哺乳前让婴儿用鼻推压或舔母亲的乳房，以及哺乳时婴儿的气味、身体接触都会刺激乳母的射乳反射。

每次哺乳前，母亲应洗净双手。正确的喂哺姿势有斜抱式、卧式、抱球式。无论用何种姿势，都应该让婴儿的头和身体呈一条直线，婴儿身体贴近母亲，婴儿头和颈得到支撑，婴儿贴近乳房，鼻子对着乳头。

正确的含接姿势是婴儿的下颏儿贴在乳房上，嘴张得很大，将乳头及大部分乳晕含在嘴中，婴儿下唇向外翻，婴儿嘴上方含住的乳晕比下方多。婴儿慢而深地吸吮，能听到吞咽声，表明含接乳房姿势正确，吸吮有效。哺乳过程注意母婴互动交流，即母亲注视婴儿的眼睛，跟婴儿轻声说话或哼唱。

母乳喂养应顺应婴儿胃肠道成熟和生长发育的过程，从按需喂养模式到规律喂养模式递进。“按需喂养”是指饥饿引起哭闹时应及时喂哺，一般每天可喂奶6～8次或更多，不要强求喂奶次数和时间，特别是3月龄以前的婴儿。一般地，婴儿生后2～4周就开始建立了自己的进食规律，家长应明确感知其进食规律。随着月龄增加，婴儿胃容量逐渐增加，单次摄乳量也随之增加，哺喂间隔则会相应延长，喂奶次数减少，逐渐形成规律哺喂的良好饮食习惯。

值得注意的是，婴儿哭闹并不都是因为饥饿，还有可能是其他不适或疾病造成的，此时增加哺乳次数只能暂时缓解婴儿的焦躁心理，并不能解决根本问题，还经常会导致过度喂养。婴儿一哭闹就哺乳，然后婴儿就暂时安静下来，这种做法是错误的。如果婴儿哭闹明显不符平日进食规律，应该首先排除其他原因，如胃肠不适、求安慰等。如果发现婴儿哭闹并不是因为饥饿，则应及时就医。婴儿奶量个体差异很大，并没有统一标准，只要婴儿体重、身长等生长发育指标在正常范围即可。婴儿体重、身长等发育指标的评价方法见本章“监测体格指标，保持健康生长”一节。

早期应坚持让婴儿直接吸吮母乳，尽可能不使用奶瓶间接喂哺人工挤出的母乳。等产假结束离家上班后，也不要放弃母乳喂养。可以采用奶瓶进行母乳喂养，即用吸奶器（选择电动的最佳）定时把乳汁吸入奶瓶中，然后用奶瓶哺乳。

吸入奶瓶的母乳在室温下（25°）可保存4小时（温度越低，保质期越长）；冰箱或冰块冷藏（4℃）条件下可保存48小时；冰箱冷冻室（−20℃）可保存3个月。食用前用温水加热至40℃左右即可。

除吸奶器外，用奶瓶实现母乳喂养还需要准备多个奶瓶、冰箱（居家冷藏）、冰袋（外出冷藏）、温奶器（加热）等。相对私密的吸奶房间和时间也很重要。

婴儿母乳摄入是否充足可以从体重增长、吸吮吞咽声、尿量以及哺乳后的反应来判断。听到吸吮吞咽声，哺乳后安静满足或入睡，表明当次哺乳奶量充足；24小时尿量超过6次（换6片尿布）表明当天奶量充足；每周或每月体重增长正常表明1周或1月奶量充足。

即使母乳量的确不足，也不要轻易放弃母乳喂养，可在每次哺乳后用配方奶补充母乳不足。6月龄内婴儿母乳不足时，每次哺喂，先喂母乳，后用配方奶补充母乳不足（缺多少补多少）。目的是维持必要的吸吮次数，以刺激母乳分泌。6月龄以后母乳不足时，可减少母乳喂养的次数，用配方奶替代几次母乳。

解决母乳喂养遇到的问题

溢奶是6月龄内小婴儿常见的问题。小婴儿胃容量较小，呈水平位置，且贲门（食道与胃接头处）括约肌松弛。哺乳时吞入气体过多或一次喂太多亦可发生溢奶。溢奶很难完全避免，缓解溢奶的主要方法是喂奶后将婴儿头靠在母亲肩上竖直抱起，轻拍背部，可帮助排出吞入空气。婴儿睡眠时宜右侧卧位，可预防睡眠时溢奶而致窒息。除非婴儿溢奶严重且频繁，或者体重增长不良，否则无须就医。

乳头内陷或皲裂也是母乳喂养经常会遇到的问题，处理不当会使母乳喂养失败。乳头内陷需要产前或产后做简单的乳头护理，每日用清水（忌用肥皂、酒精，以及其他洗护用品）擦洗、挤、捏乳头，母亲亦可用乳头矫正器矫正乳头内陷。母亲应学会“乳房喂养”而不是“乳头喂养”，即让婴儿吸住整个乳晕及深部，而不仅仅是乳头。只要处理得当，大部分婴儿仍可从扁平或内陷乳头吸吮乳汁。为防治乳头皲裂造成疼痛，每次哺乳后可挤出少许乳汁均匀地涂在乳头上，乳汁中丰富的蛋白质和抑菌物质对乳头表皮有保护作用。

母乳性黄疸，是指纯母乳喂养的健康足月儿或近足月儿生后2周后发生的黄疸。一般体格生长良好，无任何临床症状，无须治疗，黄疸可自然消退，应继续母乳喂养。若黄疸明显，累及四肢及手足心，应及时就医。如果血清胆红素水平大于15毫克/毫升～20毫克/毫升，且无其他病理情况，建议停喂母乳3天，待黄疸减轻后，可恢复母乳喂养。停喂母乳期间，母亲应定时挤奶，维持泌乳，婴儿可暂时用配方奶替代喂养。再次喂母乳时，黄疸可有反复，但不会达到原有程度。

有的乳母发现自己的奶水较稀较淡，担心营养不足。乳汁分泌分“前奶”和“后奶”。先分泌出来的是前奶，蛋白质含量高、脂肪含量低，看起来比较稀；前奶之后分泌出来的是后奶，脂肪逐渐增多，最后分泌的乳汁中脂肪含量是最初乳汁的2～3倍，蛋白质含量会逐渐降低。脂肪含量高让后奶看起来比较稠。其实，不论前奶还是后奶，营养价值都要超过配方奶粉，即使是较稀的前奶，里面也还有大量的免疫蛋白，对提高婴儿的免疫力大有裨益，而且是任何配方奶粉所无法模拟的。因此，不要因为担心母乳较稀缺营养而放弃母乳喂养。为了让婴儿既吸吮到较稀的前奶（高蛋白），又吸吮到较稠的后奶，正确的做法是每次哺乳都要吃空一侧乳房再吃另一侧，下一次哺乳从另一侧乳房开始。

出生后数日开始补充维生素D，不需补钙

母体内维生素D不能通过乳腺细胞进入乳汁，所以母乳中维生素D含量低，不能满足婴儿维生素D的需要。婴儿维生素D主要依靠在适宜的阳光照射下由皮肤合成，但受到环境条件的限制，阳光照射难以做到充分或足够，所以晒太阳并不是婴儿获得维生素D的最方便途径。因此，婴儿出生后15天就应开始每日补充维生素D10微克（400IU），直至2周岁，通常选用专门的维生素D胶囊或维生素AD胶囊。早产儿、双胞胎生后即应每天补充20微克（800IU），3个月后改为10微克（400IU）〔卫生计生委《儿童营养性疾病管理技术规范（2012）》〕。因为婴儿配方奶粉中添加一定量的维生素D，所以奶粉喂养婴儿补充维生素D时，首先要计算每日奶粉摄入的维生素D（根据营养成分表），然后再补充不足的部分（一般为200IU～300IU）。

很多妇幼保健人员或家长会给婴儿补钙，但纯母乳喂养能满足婴儿骨骼生长对钙的需求，并不需额外补钙〔中国营养学会《婴儿喂养指南》（0～6个月）〕。值得注意的是，婴儿配方奶粉喂养的婴儿，只要奶量充足，（6个月以内婴儿除母乳或奶粉外，不吃其他食物；6个月以后婴儿奶量达到800毫升/日）一般也不需要额外补钙。

另外，中国营养学会《婴儿喂养指南》（0～6个月）建议，新生儿出生后应肌肉注射1毫克维生素K_1。

人工喂养

所有母亲都要了解，任何婴儿配方奶粉都不能与母乳相媲美，只能作为纯母乳喂

养失败后无奈的选择，或者6月龄后对母乳的补充。6月龄前放弃母乳喂养而选择婴儿配方奶，对婴儿的健康是不利的。由于婴儿患有某些代谢性疾病、乳母患有某些传染性或精神性疾病，乳汁分泌不足或无乳汁分泌等原因，不能用纯母乳喂养婴儿时，建议首选适合于0~6月龄婴儿的配方奶喂养，不宜直接用普通液态奶、成人奶粉、蛋白粉、豆奶粉等喂养婴儿〔中国营养学会《婴儿喂养指南》（0~6个月）〕。

以下情况，建议选用适合于0~6月龄婴儿的配方奶喂养：

①婴儿患有半乳糖血症、苯丙酮尿症、严重母乳性高胆红素血症（黄疸）。

②母亲患有艾滋病和人类T淋巴细胞病毒感染、水痘-带状疱疹病毒、单纯疱疹病毒、巨细胞病毒、乙型肝炎和丙型肝炎病毒感染期间。

③母亲滥用药物、大量饮用酒精饮料和吸烟、使用某些药物和密切接触放射性物质。

④母亲患活动期肺结核且未经有效治疗。

⑤母亲正接受化疗或放射治疗。

⑥患乙型肝炎且新生儿出生时未接种乙肝疫苗及乙肝免疫球蛋白（新生儿及时接受免疫接种者除外）。

世界卫生组织（WHO）和联合国儿童基金会（UNICEF）建议母乳喂养要持续1.5~2年。美国儿科学会提出“持续至少12个月”。但很多奶粉销售人员、保健医生、老一辈家长散布或相信“6个月以后母乳营养不行了”之类毫无根据的说法，鼓动增加奶粉或其他食物，使母乳哺给量和分泌量下降。其实，母乳的营养价值远超过奶粉，即使哺乳1年以后，母乳的营养价值仍高于奶粉，仍然是婴儿最佳的食物。因此，只要条件允许，应延长哺乳时间，而不应缩短哺乳时间。

在实际生活中，导致无法母乳喂养而进行奶粉喂养的原因非常复杂，社会发展（如工作使母婴分离）、个人选择（如担心母乳喂养影响形体）、生物遗传（如母乳分泌能力低下）等可能都参与其中。不论如何，我们都不应把奶粉喂养视为妈妈的“罪孽”或婴儿的不幸，虽然不如母乳好，但奶粉喂养也可以把婴儿健康地养大，并实现良好的生长发育，这也是事实。

什么是配方奶粉

不能母乳喂养的婴儿，应首选配方奶粉喂养。世界卫生组织（WHO）、美国儿科学会（AAP）和中国营养学会等机构都给出过类似的建议。

配方奶粉与普通牛奶或奶粉的最大的区别是添加了一些后者原本不含或含量极少的营养成分。这些营养成分要么在母乳中含量较多（如乳清蛋白、亚油酸、DHA、肉碱等），要么虽然母乳中含量也不多但已经证实对婴儿发育十分有益（如铁、维生素D等）。与此同时，还要调低一些营养成分的含量，如酪蛋白、饱和脂肪酸、钾和钠等。简而言之，配方奶粉就是普通牛奶的升级版，营养价值更高，更适合婴儿营养需要。

国内市场的所有配方奶粉都应遵循共同的产品标准，即食品安全国家标准《婴儿配方食品》（GB 10765–2010）和《较大婴儿和幼儿配方食品》（GB 10767–2010）。该标准对配方奶粉的营养素（如蛋白质、脂肪酸、铁、钙、锌、维生素A、B族维生素、维生素D等）含量有非常具体的要求，所以只要是合格的配方奶粉，其主要营养价值基本相仿。当然，不同产品的配方也会有所不同，比如有的产品还额外添加了更多营养物质，如胆碱、牛磺酸、左旋肉碱、叶黄素、DHA等。这使得不同配方的奶粉营养品质小有差异。

选择配方奶粉，产品品牌、生产日期和保质期是最重要的。除此之外，还要在标签上找到配方奶粉的国家标准（GB 10765和GB 10767字样），并考虑奶粉适用的年龄段和产品类型。

适用年龄段一般产品标签均有醒目说明，大部分标注为“1”段（适用于6个月以内）、“2”段（适用于6个月以上）、“1+”（适用于12个月以上）等。注意，6个月是指满180天的婴儿，以此类推。

配方奶粉的产品类型非常关键，一般在标签上都有重点说明。普通配方奶粉可以支持大多数婴儿健康成长，但有一些婴儿可能会遇到特殊医学问题，如早产（发育慢）、乳糖不耐受（腹泻）、牛奶过敏（湿疹）等。如果用普通配方奶粉喂养，这些婴儿难以健康地生长发育。此时，一些特殊类型的配方奶粉往往能提供帮助。依靠这些特殊配方奶粉，婴儿可以克服自身的问题，实现健康成长。常见的特殊类型配方奶粉见下文。

牛奶蛋白过敏婴儿要选用深度水解蛋白奶粉或氨基酸配方奶粉

婴儿最常见的食物过敏是牛奶蛋白过敏。牛奶蛋白过敏是指由牛奶蛋白引起的异常或过强的免疫反应，出现湿疹、风团、红斑、腹泻、便血等复杂症状。牛奶蛋白过敏的婴儿不能食用普通配方奶粉或牛奶，可以选用深度水解配方奶粉。深度水解配方奶粉是将牛奶蛋白通过加热、超滤、水解等特殊工艺，使之分解为二肽、三肽和少量游离氨基酸的终产物，极大地消除了牛奶蛋白的致敏性，适用于绝大多数牛奶蛋白过敏婴儿。

不过，有少数牛奶蛋白过敏婴儿选用深度水解配方奶粉时，仍会发生过敏。此时可选用游离氨基酸配方奶粉。游离氨基酸配方奶粉完全由各种游离氨基酸按一定配比制成，因为不再含有蛋白质或多肽，彻底消除了致敏性，对解决牛奶蛋白过敏有效率达到99%。不仅可以明显改善患儿的过敏症状，还能为婴儿生长发育提供足够的能量和营养。与深度水解配方奶粉相比，游离氨基酸配方奶粉价格较贵，且口感较苦，所以一旦发现婴儿对牛奶蛋白过敏，应首先考虑应用深度水解配方奶粉，若不耐受或过敏症状无缓解，再换为游离氨基酸配方奶粉。

牛奶蛋白过敏越来越多见。已经发现，双亲有过敏史的婴儿更容易发生牛奶蛋白过敏，对其他物质过敏的婴儿也容易对牛奶蛋白过敏。为了预防牛奶蛋白过敏，当母乳喂养无法实现时，选用部分水解配方奶粉更为适宜。部分水解配方奶粉通过对牛奶蛋白进行适度的加热或酶解，使之成为小肽段，在很大程度上减弱了致敏性。

不过，由于部分水解配方奶粉仍保留了一些蛋白质的致敏性，故不能完全解决牛奶蛋白过敏问题。大约有50%牛奶蛋白过敏婴儿选用部分水解配方奶粉仍会发生过敏。因此，世界卫生组织（WHO）、美国儿科学会（AAP）和中国卫生计生委《儿童喂养与营养指导技术规范（2012）》均不建议牛奶蛋白过敏婴儿选择部分水解蛋白配方奶粉。总之，部分水解配方奶粉只适合预防，而不是“治疗”牛奶蛋白过敏。

除上述3种与防治牛奶蛋白过敏有关的配方奶粉外，大豆蛋白配方是第四种曾用于解决牛奶蛋白过敏的“奶粉”。用大豆蛋白代替牛奶蛋白，从而避免婴儿牛奶蛋白过敏。但由于有些牛奶蛋白过敏婴儿也会对大豆蛋白过敏，而且大豆蛋白生物利用度低，营养价值不如牛奶蛋白，因此美国儿科学会（AAP）和中国卫生计生委《儿童喂养与营养指导技术规范（2012）》均不建议牛奶蛋白过敏婴儿选用大豆配方奶。大豆蛋白配方可以用于乳糖不耐受或“半乳糖血症”的婴儿。

乳糖不耐受婴儿要选无乳糖配方奶粉

乳糖是奶类（包括母乳、牛奶或其他动物奶类）中特有的一种糖类，甜度低、有助矿物质吸收，还有益于肠道正常菌群，可以说是一种很好的糖类。不过，有极少数婴儿由于遗传因素无法消化吸收乳糖，或者消化吸收乳糖能力较差。未被消化吸收的乳糖进入大肠后，引起腹胀、腹泻、腹部不适等症状。这种现象称为“乳糖不耐受”，会严重影响婴儿生长发育。

无乳糖配方奶粉用蔗糖、麦芽糖糊精、玉米糖浆等代替乳糖，其他营养成分与普通配方奶粉完全相同，所以适用于乳糖不耐受婴儿。蔗糖、葡萄糖、麦芽糖糊精、糖浆等对绝大多数婴儿都容易消化吸收，可以为婴儿提供能量和血糖。值得注意的是，因为母乳中含有更多乳糖，所以乳糖不耐受婴儿往往不能顺利地进行母乳喂养。

早产儿要选早产儿配方奶粉

早产儿出生后，要在正常生长发育的基础上“追赶”性生长，经过一段时间（从数月到1年不等）要追上正常出生的婴儿。这无疑需要更多的能量和营养。早产儿配方奶粉含有更多的能量和蛋白质（以及其他营养素），且易于消化，能支持早产儿快速生长发育。

早产儿配方奶粉不应用于正常出生婴儿。早产儿也可以选用普通配方奶粉，但不如早产儿配方奶粉好。早产儿进行母乳喂养时，也可补充“母乳强化剂”。

丙酮尿症的婴儿要选低苯丙氨酸配方奶粉

苯丙酮尿症是一种遗传疾病，其治疗与喂养方式有密切关系。患儿无法正常代谢奶类（包括母乳和普通配方奶）和其他食物中的“苯丙氨酸”（来自蛋白质的一种常见氨基酸），导致后者以“苯丙酮酸”的形式从尿液排泄，并损害神经系统。该种疾病治疗的关键是“去除”食物中的苯丙氨酸，即食用不含丙氨酸或其含量较低的特殊配方奶粉。

人工喂养的技巧

喂养次数在生后3个月内可不定时喂养。3个月后婴儿可建立自己的进食规律，此时应开始定时喂养，每3～4小时一次，约6次/日。这只是大致的时间间隔，允许有变动，而且每次哺乳不宜刻板定量，允许每次奶量有波动。

为避免呛咳及溢奶，喂奶应在婴儿清醒状态下进行，注意采用正确的姿势喂哺（参考母乳喂养的姿势要求），并注意母婴互动交流（参考母乳喂养部分的内容）。

应特别注意选用适宜的奶嘴，奶液温度应适当，奶瓶应及时消毒，喂哺时奶瓶的位置与婴儿下颌成45°，同时奶液宜即冲即食，不宜用微波炉热奶，以避免奶液受热不均或过烫。

配方奶粉调配应严格按照产品说明的方法进行，避免过稀或过浓，或额外加糖。

配方奶作为6月龄内婴儿的主要营养来源时，需要经常估计婴儿奶的摄入量，避免过度喂养或喂养不足。3月龄内婴儿奶量500毫升/日～750毫升/日，4～6月龄婴儿800毫升/日～1000毫升/日，逐渐减少夜间哺乳。

不能母乳喂养时，1周岁（12个月）以内婴儿应首选配方奶粉喂养，而不是选用其他奶制品（如全脂奶粉、脱脂奶粉、普通牛奶、低脂牛奶、酸奶、奶酪等）。1周岁以后所需营养理论上应该由多样化的膳食来提供，在鱼、肉、蛋、奶、大豆制品、蔬菜、水果、谷类等食物种类齐全，数量合理，足以提供充足营养的情况下，配方奶粉不是必需的，普通牛奶或其他奶制品亦可选用。不过，就营养价值而言，配方奶粉显然要超过其他奶制品，因此1岁以后的幼儿，选用配方奶粉仍要优于其他奶制品。

在任何情况下，婴幼儿均不应该选用炼乳、甜牛奶、牛奶饮料、酸奶饮料、乳酸菌饮料、活性乳等“奶制品”代替母乳、配方奶粉、普通牛奶或酸奶。当然，豆奶、藕粉、植物蛋白乳等饮料更加不可取。

科学地添加辅食

随着生长发育、消化能力逐渐提高，单纯乳类喂养（母乳、人工喂养或混合喂养）不能完全满足6月龄后婴儿生长发育的需求，婴儿需要逐步添加奶类以外的食物，并向固体食物转化过渡。这些奶类之外的食物通常称为辅助食品，简称辅食，以泥糊状为主要特点。

开始添加辅食的标准时间是满6个月（180天），此时婴儿每次摄入奶量稳定，约180毫升/次，生长发育良好，提示婴儿已具备接受其他食物的消化能力。添加辅食太早，将影响奶类摄入和消化机能，不利于婴儿全面营养，还会增加食物过敏和腹泻的机会。添加辅食太晚，会导致铁、锌、维生素C、蛋白质等营养素缺乏，损害婴儿进食能力和消化能力，不利于婴儿整体的身心发育。特殊情况需要提前添加辅食的，应咨询医生或其他专业人员后谨慎做出决定。早产儿应按矫正月龄计算。

添加辅食的四大意义

只有了解给婴儿添加辅食的目的和意义，才能做到科学合理地添加辅食，否则就会变成例行公事或应付了事。很多家长不重视辅食在婴幼儿生长发育中的作用，也不能掌握科学添加辅食的方法。

首先，辅食可补充乳类营养不足。大多数乳母乳汁分泌最大量约为800毫升/日，提供能量560千卡。但大多数6个月的婴儿（体重约为7千克）每天需要660千卡能量，不足的部分应由辅食补充。随着月龄增大，母乳或配方奶粉提供的能量愈显不足。

其他重要营养素，如蛋白质、铁、锌、维生素C等也有类似趋势，铁尤其明显。6个月以内婴儿消耗的铁依赖储存铁（在母体内形成的储备），每天只需要通过奶类摄入一点点铁即可（0.3毫克），但6个月以后储备铁已经消耗完了，每天需要通过饮食摄入10毫克铁，而奶类恰好铁含量很低，必须由辅食补充，所以辅食必须从富含铁的糊状食物开始，如加铁米粉、肝泥、肉泥、鱼泥等（中国营养学会《7～24月龄婴幼儿喂养指南》）。

添加辅食过迟或品种不当，将导致婴儿发生营养不良，如缺铁性贫血、锌缺乏、体重不足、生长发育迟缓、免疫力低下等。

其次，辅食可提高胃肠消化能力。在适应婴儿胃肠消化能力的基础上，适时添加合理的辅食，能促进肠蠕动及牙齿发育，提高咀嚼和吞咽能力以及消化酶活性，使之最终适应进食固体食物，有助于获得全面的营养物质。辅食添加以液体或泥糊状食物开始，逐步增加半固体食物、固体。

添加辅食过早或过急，婴儿胃肠消化能力难以承受，影响物质消化吸收，得不偿失；添加辅食过晚或过于强调液体、泥糊状，会导致婴儿进食和消化能力低下，不能按时过渡到固体食物，影响身体机能成熟。

再次，辅食可促进神经系统发育。对婴儿而言，辅食可以提供各种神经刺激，促进神经系统发育，如尝辅食的味道促进味觉发育；闻辅食的味道促进嗅觉发育；看辅食的颜色促进视觉发育；辅食需要手眼协调，使用工具，从而促进触觉发育；一些精细进食动作则促进本体感觉形成。所以辅食应该在富含营养的基础上，尽量具有多样性的口感、气味、颜色和形状，为婴儿提供丰富的神经刺激。同时，应尽量让婴儿自己动手，接触辅食，多提供一些“手指”食物让婴儿抓握，培养孩子的进食技能。

最后，辅食可满足婴儿心理需要，培养饮食习惯。婴儿自己动手吃辅食，是婴儿迈向独立的第一步、转折点和里程碑！不但体验了喜怒哀乐、满足感、反抗等各种心理活动，还学习使用匙、杯、碗等食具。用手抓食物，既可增加婴儿进食的兴趣，又有利于促进手眼协调和培养孩子独立进食的能力。更重要的是，及时接触、尝试、感受成人食品，将降低以后出现偏食、挑食的概率，有助于养成良好的饮食习惯。

添加辅食的顺序

过去，很多机构建议婴儿添加辅食要遵循一定顺序，最好先添加米粉，然后添加蔬菜水果，最后添加蛋类和肉类等。但目前美国、加拿大、澳大利亚、英国等重视证据的权威机构更新了建议，婴儿添加辅食不需要按照特定顺序，或者说并没有发现某种特定的添加顺序比其他顺序更好。无论你先加什么，后加什么，都不影响婴儿可能会出现口味偏好。只要陆续添加且婴儿能够接受，谁先谁后，并没有实质的区别。

不过，最初的辅食里，应该包含高铁辅食，如加铁米粉、肉泥、鱼虾、肝泥、绿色叶菜等，即使后来婴儿尝试了蔬菜、水果、谷类等多种口味的食物，都不要忽略了高铁食物。

另一个原则是要给婴儿提供丰富多样的食物，包括蔬菜（如土豆泥、胡萝卜泥、油菜末等）、水果（如苹果、香蕉、梨、杏、桃等）、谷物（如米粉、小麦、燕麦、大米、面条等）、蛋类、肉类和鱼虾等。每次只引入一种新的食物，逐步达到食物多样化。除非家里人有过敏史，或者担心婴儿过敏，否则没有必要一次就吃一种食物，刚开始加辅食不久就可以把几种辅食混在一起。

还有一点很重要，要及时（大部分婴儿是8个月时）给婴儿手指食物，如煮熟的胡萝卜条、南瓜条、面包块、细小的香蕉等，以鼓励婴儿自己动手吃，并练习咀嚼。咀嚼不但锻炼婴儿进食能力，还能帮助婴儿语言的发展。

蛋黄不应该作为最初的辅食。因为蛋黄中的铁很难被吸收，吸收率仅有3%，不是良好的补铁辅食，而且蛋黄是最容易引起婴儿过敏的食物之一。

米粥也不应该是婴儿的第一种辅食，因为它的营养价值很低，不但几乎不能提供铁，维生素A、维生素C、锌等其他营养素也很匮乏。一般推荐添加婴儿专用米粉，米粉是以一种或多种谷物（如小麦、大米、大麦、燕麦、黑麦、玉米等）为主要原料，添加适量的营养强化剂和（或）其他辅料，专门用于婴幼儿辅食添加的一类食物。婴儿米粉完全不同于普通米粥或普通米粉，它是一种强化食品，即以大米粉为载体，添加了铁、锌、多种维生素等营养物质，其营养价值远远超过普通米粥。实际上，婴儿第一个泥状辅食最好是加铁米粉。此类产品有专门的国家标准即GB 10769-2010（婴幼儿谷物辅助食品）。购买婴儿米粉的时候，要留意标签上是否标注该产品标准，以及铁的含量。

表9-2提供了婴儿辅食添加的参考顺序，该表选自卫生计生委《儿童喂养与营养指导技术规范（2012）》，该顺序并不是唯一正确的顺序，仅作为读者添加辅食的参考。在循序渐进的基础上，添加辅食要经历2个阶段。第1阶段应首先选择谷类食物，能满足生长需要、易于吸收、不易产生过敏；其次是根茎类蔬菜、水果，主要目的是训练婴儿的味觉（而非补充营养）。第2阶段是高蛋白食物，包括肉类、蛋类、鱼类和大豆制品，这些食物不但蛋白质含量高，铁、锌、维生素等亦丰富。除食物的种类外，制作方法、食物质地等也要适合婴儿的月龄。

表9-2　婴儿辅食添加的参考顺序

	6月龄	7～9月龄	10～12月龄
食物性状	泥状食物	碎末状食物	碎块状、丁块状、指状食物
餐次（不包括奶类）	尝试，逐渐增加至1餐	1～2餐	2～3餐
奶类	母乳、部分母乳或配方奶，800毫升/日～1000毫升/日	母乳、部分母乳或配方奶，800毫升/日	部分母乳或配方奶，奶量600毫升/日～800毫升/日
谷类	选择强化铁的米粉，用水或奶调配； 开始少量（1勺）尝试，逐渐增加到每天1餐	强化铁的米粉、稠粥或面条，每日30克～50克	软饭或面食，每日50克～75克

续表

	6月龄	7～9月龄	10～12月龄
蔬菜水果类	先尝试蔬菜泥（根茎类、瓜类、豆荚类）1～2勺，然后尝试水果泥1～2勺，每日2次	每日碎菜25克～50克，水果20克～30克	每日碎菜50克～100克，水果50克
肉类	尝试添加	开始添加肉泥、肝泥、动物血等动物性食品	添加动物肝脏、动物血、鱼虾、鸡鸭肉、红肉（猪肉、牛肉、羊肉等），每日25克～50克
蛋类	暂不添加	开始添加蛋黄，每日自1/4个逐渐增加至1个	1个鸡蛋
喂养技术	用勺喂食	可坐在一高椅子上与成人共进餐，开始学习用手自我喂食。可让婴儿手拿“条状”或“指状”食物，学习咀嚼	学习自己用勺进食；用杯子喝奶；每日和成人同桌进餐1～2次

注：奶类本不是辅食，但也列入其中供参考。

添加辅食的注意事项

单一食物逐次引入的方法可帮助了解婴儿是否出现食物过敏及确定过敏原，但并不是每一个婴儿都有必要这样做。对于没有过敏风险的婴儿，最初的辅食就可以混合多种食物。

添加辅食后不应影响总奶量。换言之，要优先保证母乳或配方奶的摄入量（800毫升/日）。一餐辅食代替一顿奶，把辅食和饮奶交替安排。

蜂蜜水、糖水或果汁（自己家鲜榨者例外）均不是良好的辅食，不要食用。同样，菜底、菜汤、火腿肠、八宝粥、饼干、糕点、肉汤、鸡汤、市售饮料等均不宜作为辅食。

辅食制作时不需要额外加糖、盐及各种调味品，但应适量添加植物油，每天5克～10克（中国营养学会《7～24月龄婴幼儿喂养指南》）。

超市选购婴儿辅食时，不要以为带有卡通形状、儿童形象、类似主食名称（如奶豆、小馒头等）的儿童食品就可以作为辅食，关键是要看清标注上是否写有符合婴幼儿辅食的国家标准。依照国家标准，婴幼儿辅食主要有两大类，分别是谷物辅助食品（国家标准号GB 10769）和泥（糊）状罐装食品（GB 10770）。前者常见的有加铁米粉、蔬菜米粉、婴儿面条等；后者常见的有各种肝泥、肉泥、鱼泥和蔬菜泥罐头。此外，尽量不选加盐、多糖，以及添加香精、色素、防腐剂等很多食品添加剂的食品。

婴儿每天应该吃多少食物呢？中国营养学会《中国居民膳食指南》建议，在12月龄的时候，婴儿饮食可以达到如下种类和数量：谷类40克/日～110克/日、蔬菜类和水果类各25克/日～50克/日、蛋黄1个/日或鸡蛋1个/日、鱼虾禽畜肉25克/日～40克/日、油5克/日～10克/日。当然，这些数量只是参考，实际上不同婴儿能量（进食量）消耗有可能差别很大，婴儿饮食是否恰当，不能只看饮食多少，还要看身长、体重的发育情况。

监测体格指标，保持健康生长

不论是母乳喂养还是配方奶粉喂养，不论如何添加辅食，最重要的都是保证婴儿正常生长发育，亦即身长（身高）和体重的正常增长。定期测量婴儿身长和体重并与“参考标准”（正常生长曲线）对比，是非常重要的监测手段。但是，很多家长并没有掌握这种方法。有一些家长虽然经常测量婴儿身长和体重，但主要是为了跟其他婴儿“攀比”，比谁体重重，谁身长长，谁先出牙，谁先吃饭，谁断奶早……这种比较都是没有必要的。不同孩子的生长发育并不同步，体重、身长、牙齿、大动作或精细动作等只要在合理的范围内就可以。特别要注意的是，婴儿生长发育绝不是越胖越好，体重过重，“大胖小子”很可能是过度喂养的结果，对婴儿生长发育弊大于利，会增加肥胖以及成年后患糖尿病、高血压、冠心病等慢性病的危险。

身长和体重是反映婴儿喂养和营养状况的直观指标。疾病或喂养不当、营养不足会使婴儿生长缓慢或停滞。6月龄前婴儿应每半月测一次身长和体重，病后恢复期可增加测量次数，并选用世界卫生组织的《儿童生长曲线》判断婴儿是否得到正确、合理喂养。

按月龄评价体重

图9-1是0～2岁男孩月龄—体重参考曲线（大图见本书附录），图9-2是0～2岁女孩月龄—体重参考曲线（大图见本书附录）。图中曲线横坐标是年龄（月龄），纵坐标是体重（千克）。曲线50th是中位数。曲线85th和曲线15th之间的数值可视为大致的“正常范围”；曲线15th以下的数值可视为“低体重”，曲线3th以下是比较严重的“低体重”；曲线85th以上的数值可视为超重，曲线97th以上则是肥胖（当然，准确判断肥胖还应该看身长，详见本章“按身长评价体重”一节）。

如果只测量一次体重，并利用这一个数据评价婴儿体重是低还是高，通常并不可靠。可靠的做法是每半月测量一次体重，连续测量几个月，得到婴儿一系列体重数据，在相应参考曲线上连接成一条曲线。从这条曲线所在的位置（在哪两条曲线之前）以及其走向（增长更快、更慢或持平），可以准确判断婴儿体重生长情况。

必须强调的是，出生体重正常（2.5千克～4千克）的婴儿最佳生长模式是基本维持其出生时在群体中的分布水平。也就是说，如果出生体重在正常范围内偏低（比如2.6千克），那么他在之后各个月龄时体重即使都偏低（但保持正常的曲线走向，并没有越来越低）也是正常的，没有必要“追赶”到上面去。当然，如果婴儿出生体重太低（低于2.5千克），则应该在之后有所“追赶”。

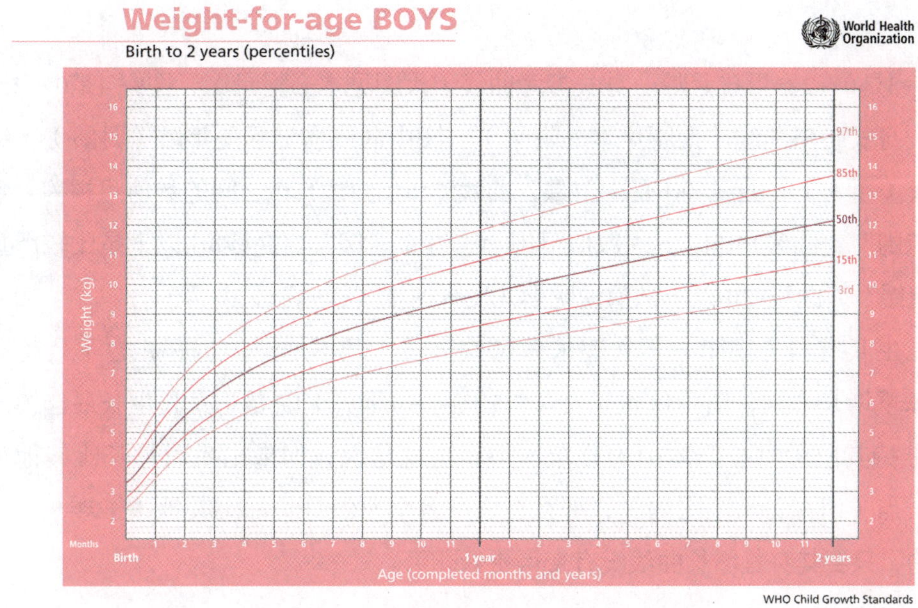

图9-1 0～2岁男孩月龄一体重参考曲线

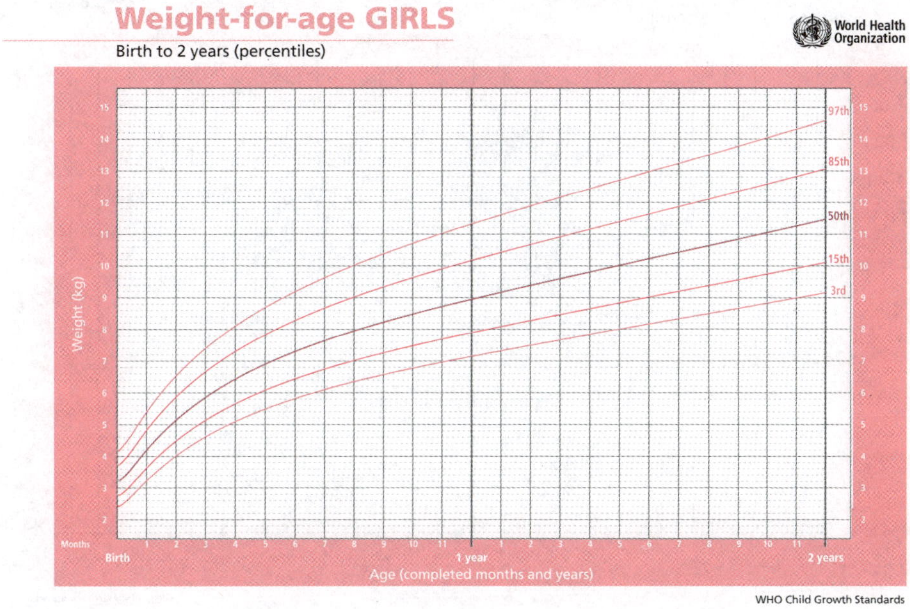

图9-2 0～2岁女孩月龄一体重参考曲线

按月龄评价身长

图9-3是0～2岁男孩月龄—身长参考曲线（大图见本书附录），图9-4是0～2岁女孩月龄—身长参考曲线（大图见本书附录）。图中曲线横坐标是年龄（月龄），纵坐标是身长（厘米）。曲线50th是中位数，曲线85th和曲线15th之间的数值可视为大致的“正常范围”，曲线15th以下的数值可视为“发育迟缓”，曲线3th以下是比较严重的“发育迟缓”，曲线97th以上数值说明婴儿发育速度“领先”。

婴儿生长有自身规律，不宜追求参考值上限。既不是越胖越好，也不是越高越好。像体重增长一样，出生体重正常（2.5千克～4千克）的婴儿身长生长最佳模式也是基本维持其出生时在群体中的分布水平。也就是说，如果出生时身长比其他婴儿“矮”一点（但在正常范围内），那么在之后各个月龄身长都比其他孩子矮一点，这是正常的，只要其身长增长曲线没有变得更低即可。

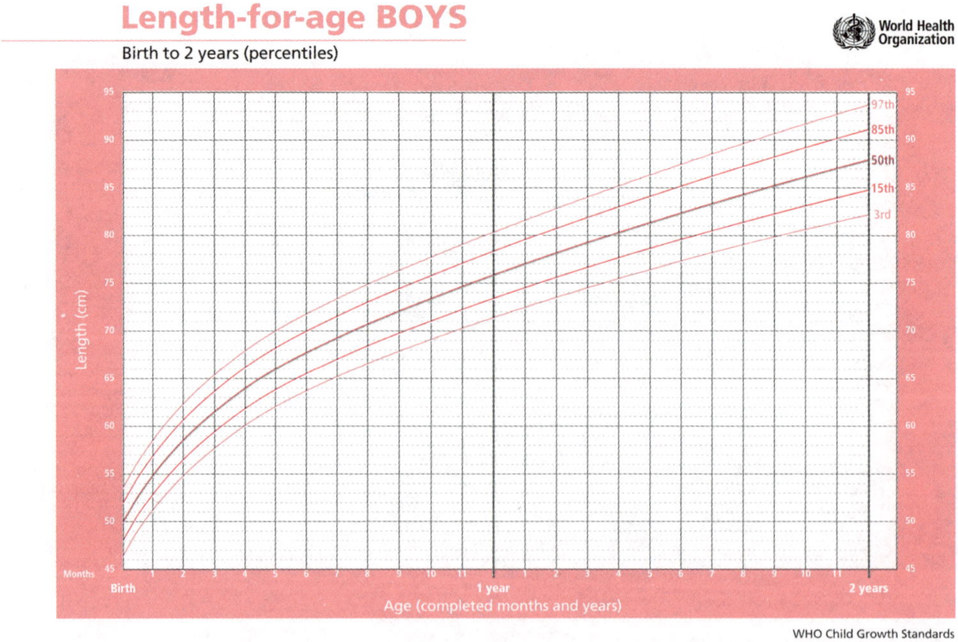

图9-3　0～2岁男孩月龄—身长参考曲线

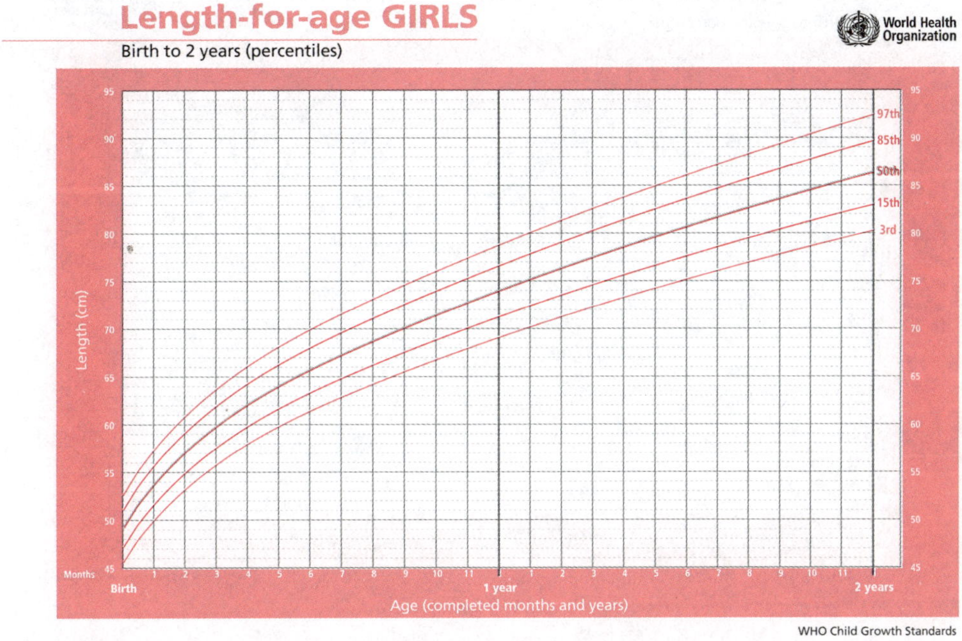

图9-4 0～2岁女孩月龄—身长参考曲线

按身长评价体重

图9-5是0～2岁男孩身长—体重参考曲线（大图见本书附录），图9-6是0～2岁女孩身长—体重参考曲线（大图见本书附录）。图中曲线横坐标是身长（厘米），纵坐标是体重（千克）。曲线50th是中位数，曲线85th和曲线15th之间的数值可视为大致的“正常范围”，曲线15th以下的数值可视为“消瘦”，曲线3th以下是比较严重的“消瘦”，曲线85th以上的数值可视为超重，曲线97th以上则是肥胖。要强调的是，用身长-体重曲线来评价婴儿“消瘦”还是“肥胖”是可靠方法，而用月龄—体重曲线来评价婴儿“消瘦”还是“肥胖”有时并不可靠。

Weight-for-length BOYS

Birth to 2 years (percentiles)

World Health Organization

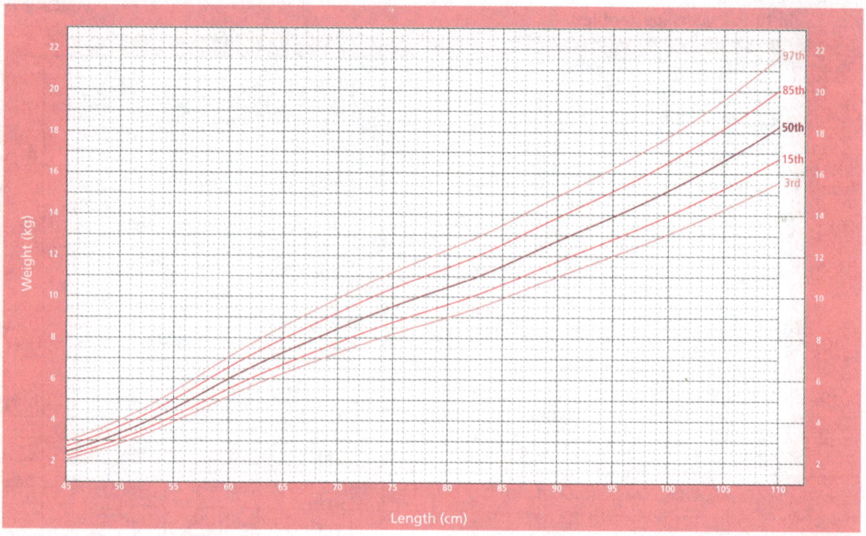

WHO Child Growth Standards

图9-5　0～2岁男孩身长—体重参考曲线

Weight-for-length GIRLS

Birth to 2 years (percentiles)

World Health Organization

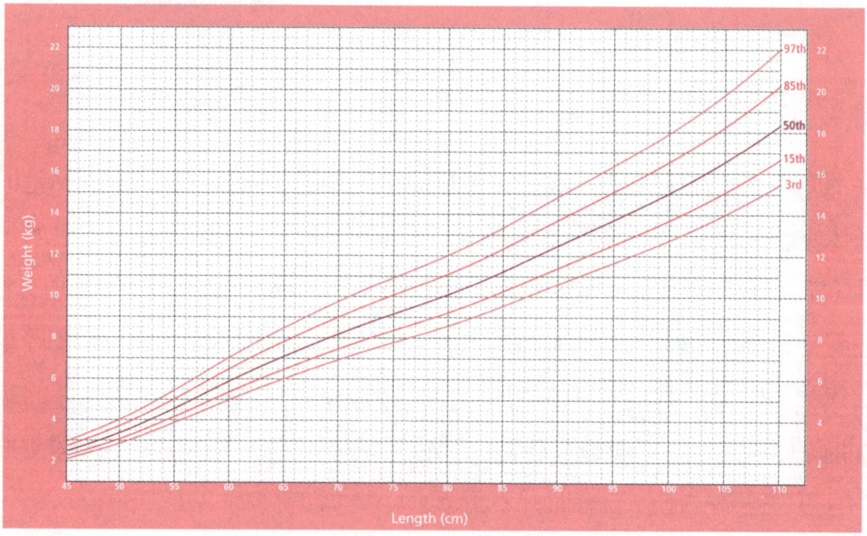

WHO Child Growth Standards

图9-6　0～2岁女孩身长—体重参考曲线

常见育儿误区

虽然科学育儿的理念在业内已经形成共识，但在实践中远未深入人心，不科学的做法比比皆是。有些做法既无理论根据、又无实践效果，有害无益。还有些做法未跟上科学育儿的发展脚步，过于陈旧，违背目前认为的最佳喂养原则。

4个月添加辅食是错误的，婴儿开始添加辅食的适宜时间是满6个月。这是世界卫生组织（WHO）、美国儿科学会、中国卫生计生委等机构给出的权威建议。过早添加辅食，会干扰母乳喂养。特殊情况需要提前添加辅食的，应咨询医生或其他专业人员后谨慎做出决定。

定时给6个月母乳喂养婴儿喂水也是错误的。母乳含有丰富的营养和水分，可以满足小婴儿的生理需要，无须添加水。世界卫生组织（WHO）早在《婴幼儿喂养全球战略（2002）》就明确提出这一点，中国卫生计生委《儿童喂养与营养指导技术规范（2012）》亦指出，婴儿6月龄内应纯母乳喂养，无须给婴儿添加水、果汁等液体和固体食物，以免减少婴儿的母乳摄入，进而影响母亲乳汁分泌。

常见的错误还包括第1种辅食加蛋黄，宁吃家庭自制米粥也不吃婴儿米粉，只添加谷类、蔬菜和水果而不及时添加肉类和鱼虾，烹制辅食放盐，把婴儿店或超市出售的小食品当作婴儿辅食。

有的家长一直给婴儿喂软、烂、糊、汁状的辅食，没有逐渐增加食物的硬度和粒度，婴儿的咀嚼能力和胃肠消化能力都得不到锻炼，导致婴儿咀嚼、消化能力发育落后，迟迟不能接受固体食物，并进而影响营养素摄取。添加辅食不仅仅为了补充婴儿所需营养，还要训练婴儿咀嚼、口手动作、消化吸收，促进其神经协调活动。应根据月龄主动锻炼婴儿吃更大块（菜泥→碎菜，果泥→小果块→大果块，肉末→肉丸肉丝）、更硬（米糊→软米饭→米饭）、更固体（蛋羹→煮鸡蛋）的食物。

给婴儿吃过多水果也是常见错误。很多家长误以为水果具有极高的营养价值，加之水果酸甜可口婴儿爱吃，所以每天给婴儿吃很多水果，又吃香蕉又吃苹果。其实，婴儿根本不需要那么多水果，而且婴儿胃容量十分有限，水果太多势必影响其他食物或营养物质摄入，得不偿失，严重者造成体重不足或发育迟缓。根据膳食指南的建议，宝宝满1周岁时，每天25克～50克水果即可，不到周岁宜更少一些。50克是什么概念？大约是一根香蕉的1/3、一个大苹果的1/5。

纯母乳喂养拒绝补充维生素D也是错误的。母乳最佳、最好、最自然、最适宜、最营养……但这并不意味着母乳是完美的，尤其是以室内生活为主的婴儿而言。母乳含维生素D极少，不能满足需要。受到环境条件的限制，阳光照射也难以做到充分或足够，所以晒太阳并不是婴儿获得维生素D的最方便途径。因此，婴儿出生后数日就应开始每日补充维生素D10微克（400IU），直至2周岁。

检测微量元素，并根据结果给婴儿补铁、补钙、补锌等，也是十分普遍的错误。血液并不是微量元素发挥功能的主要场所，血液中微量元素的浓度也不能代表体内微量元素的多寡（只有铅例外），不能根据血液中铁、钙、锌的含量来做出缺铁、缺锌或缺钙的诊断。

第十章

超级示范食谱

作为营养师，我们深知设计食谱必须面对两大阻力。一是食材的地域性，南方、北方、西北、东南等各个地区都有各具特点的食材和烹调习惯，而本书又无法专门针对某个地区来设计食谱，必须兼顾各个地区，难免顾此失彼。二是食物重量，极少有家庭在烹调前称重，即使食谱中注明几两几克，估计也不会有人称量，但如果不注明食材重量，或只大致写上“一块”“适量”“少许”等，又会让比葫芦画瓢者困惑不已。加之中餐习惯是家里几个人共同吃几个菜，称重问题变得愈加复杂。为了简化、实用，并起到示范作用，本书食谱兼顾南北方食材，没有标注具体重量，且仅部分菜肴写明做法。

孕早期示范食谱

妊娠反应影响孕早期膳食多样化，恶心、呕吐、食欲改变导致进食量不足或失去平衡。妊娠反应又因人而异，程度不同，对食物的喜爱或厌恶也各不相同，有的喜酸，有的嗜甜。因此，几乎找不到适用所有孕妇的对策，只能因人而异，能吃得下的时候尽量吃，看看自己能接受哪些食物，并尽可能做到饮食多样、均衡。

一般来说，选择清淡的、容易消化的食物，如粥、面条、麦片粥、馒头、面包等有助减轻恶心、呕吐等反应。少食多餐，准备零食（加餐），在反应较轻的时候（有的是早晨，有的是晚上）多吃一些，是非常必要的，这样有助于实现均衡饮食。实际上，孕早期的餐次或进餐时间可以视妊娠反应情况灵活安排，不必囿囿于固定的进餐习惯。

表10-1 孕早期示范食谱1

餐次	餐单	备注
早餐	西红柿鸡蛋面（1小碗） 豆浆（1大杯）	叶酸1片
加餐	香蕉（1个）	其他水果亦可
午餐	二米饭（1小碗，小米与大米混合做米饭） 清蒸鲈鱼（1条） 香菇烧油菜（1大盘）	
晚餐	花卷（1个） 老醋红菜薹（1小盘） 芹菜炒肉（1小盘）	
加餐	酸奶（1杯） 巴旦木（10～20粒）	其他坚果亦可

清蒸鲈鱼

做法：鲈鱼1条，处理干净，在两侧各划几刀，方便热力均匀渗透。放上葱丝、姜丝装入盘中，鱼身涂抹橄榄油。冷水上屉，大火蒸7～9分钟，出锅控干水分，浇上蒸鱼豉油即可。（蒸鱼豉油是一种专门用来烹制鱼类的酱油，超市有售。若嫌味淡不足，可以尝试加少许普宁豆酱或其他酱汁，别有风味。）

香菇烧油菜

做法：香菇充分泡发，用热水焯一下。油菜洗净，按叶撕开（整棵烹调也可）。热锅下油，油热后放入油菜，翻炒片刻，放入香菇，继续翻炒至熟，加姜粉、盐、鸡精调味。香菇可以换成木耳、平菇、花菇、杏鲍菇、牛肝菌等，油菜也可以换为菠菜（要先焯水）、菜心、茼蒿、苦菊、莴笋叶、莜麦菜等。

表10-2　孕早期示范食谱2

餐次	餐单	备注
早餐	肉包子（3个） 青菜汤（1碗）	叶酸1片
加餐	葡萄（1小串）	其他水果亦可
午餐	甜椒炒鱼片（1小盘） 素豆腐（1小盘） 全麦馒头（1个）	
晚餐	菜心粒蛋炒饭（1碗） 杂菌汤（1小碗） 清炒莴笋丝（1小盘）	
加餐	低乳糖牛奶（1杯） 开心果（30粒）	其他坚果亦可

甜椒炒鱼片

做法：把草鱼鱼肉横切片，甜椒切块。热锅下油，放入鱼片，很快至五成熟时，放入甜椒，翻炒几下后加入料酒、豆豉、盐，翻炒至鱼片熟透，出锅前调入水淀粉勾芡即可。加工这道菜时翻炒动作宜轻，以免鱼片破碎。除了甜椒，尖椒、西蓝花和黄瓜片也可以。鱼片也不仅限于草鱼，适合切片的鱼类均可。调味时要用豆豉、料酒等重味，以掩盖鱼腥味。

菜心粒蛋炒饭

做法：菜心取梗（不要叶子）切成粒状。热锅下油，先炒菜心粒，然后加入米饭炒散，出锅备用。锅内重新加少许油，油热后文火炒鸡蛋，搅拌使之不要结成大块，成形后倒入炒好的米饭混匀，加适量低钠盐调味即可出锅。炒饭是最普通的吃法，可以做出各种花样。火腿肠、牛肉粒、青椒、胡萝卜、鲜玉米粒、香菇等各种食材均可切粒后炒饭，但原则是不要太复杂，否则反而掩盖了蛋炒饭的原味——蛋香和米香。

表10-3 孕早期示范食谱3

餐次	餐单	备注
早餐	法棍面包（半个） 牛肉汤（1碗）	叶酸1片
加餐	苹果（1个）	其他水果亦可
午餐	烙饼（1个） 懒人冬瓜（1块） 菜干猪骨老火汤（1小碗）	
晚餐	杂粮粥（1碗） 豉汁蒸杂鱼（2条） 菠菜木耳炒豆腐干（1盘）	
加餐	纯牛奶1袋（250克）	

牛肉汤

做法：牛肉切粒，连同洋葱圈、土豆块、胡萝卜块、西红柿粒等一起放入锅中，加上盐、胡椒粉、少许黄油和足够的水，煮1小时即可。牛肉汤的配料可以根据个人喜好来添加，甜、酸或辣各随其便。因为煮制的时间很长，所以一般需要晚上提前做好，第二天早餐稍加热再食用。当然，如果使用具有定时启动功能的电饭煲，早餐就可以吃上新做的牛肉汤了。

懒人冬瓜

做法：冬瓜去皮，稍微雕一下成为桶状，上屉蒸熟放入碟中。另起锅下油，用葱花爆锅，放入金针菇、鹌鹑蛋（熟的）、肉丝、虾仁翻炒，加入姜粉、生抽和盐调味，炒熟后用水淀粉勾芡，倒入“冬瓜桶”中即成。所谓“懒人”是指可以不动脑子不费力气，把上述食材炒一炒，略加调味，装入冬瓜桶中即可。其实，还不止于上述食材，只要是自己喜欢吃的、手边有的荤素食材都可以炒炒，装入冬瓜桶。

孕中期示范食谱

孕中期能量需要明显增加，体重增长加快，进食量也应该明显增加。为此，餐单要按一日5餐设计，包括3次正餐2次加餐。不论正餐还是加餐，进食量均比孕早期要多一些。

早餐可以简单一些，但一定要保证至少有两大类食物，一类是主食类，如面条、面包、饼干、米粥、薯类等；另一类是高蛋白的食物，如鸡蛋、火腿、牛奶等。如果再搭配一些新鲜蔬菜，就更加合理了。

不论在外就餐还是在家进餐，孕妇的午餐不能过于简单。除主食外，应该有高蛋白的食物1～2种，蔬菜1～2种，且必须是新鲜的。菜谱至少是一荤一素，或者两个荤素搭配的菜肴。如果条件允许，菜肴可更丰盛一些，但烹调油和食盐一定要少，避免食用油炸、过油和过咸的食物。

孕妇应尽量在家吃晚餐。安排晚餐食谱时，首先要回顾一下早餐和午餐都吃了哪些食物，还有哪些食物没有吃到，尤其是那些重点食物。晚餐应尽量丰盛一些，食物种类宜多不宜少。像午餐一样，至少是一荤一素，或者两个荤素搭配的菜肴。

加餐对孕中期和孕晚期增加营养摄入，实现饮食平衡具有重要意义。水果、奶类和坚果是加餐的主要食物，食用量比孕早期明显增加。水果每天要吃1～2次，每次100克～200克。奶类每日两次，一次酸奶或低脂牛奶，另一次我们推荐选用孕妇奶粉，不但营养更多，而且食用方便。坚果的数量也要有所增加。除这些食物外，加餐还可以选鸡蛋、豆浆、蔬菜、薯类等。

表10-4　孕中期示范食谱1

餐次	餐单	备注
早餐	西红柿疙瘩汤（1碗）	孕妇专用型复合维生素1粒
加餐	香瓜（1个） 低脂牛奶（1杯）	其他水果亦可
午餐	米饭（1碗） 蒜香排骨（3～4块） 鲍汁三色（1盘）	
晚餐	全麦馒头（1个） 鲜鲍鱼（2～3个） 芹菜炒豆干（1盘）	
加餐	孕妇奶粉1杯（40克奶粉） 核桃（3颗）	或其他奶制品亦可

西红柿疙瘩汤

做法：将面粉放于小盆中，水要一点点地倒入盆内，边倒水边不停地搅拌，而且一定要用凉水，这样面疙瘩才会做得又小又细，入锅即熟。锅内加水，放入西红柿、虾仁煮沸，再放入做好的面疙瘩，开锅后放盐调味，打入蛋花，鸡蛋花煮熟后出锅即可。疙瘩汤是典型的北方吃法。除面粉外，其他配料富于变化，西红柿可换为菠菜、大白菜、黄瓜片等；虾仁可以换成肉末、鱼丸等；还可加入薯类、豆腐干、木耳等。

鲍汁三色

做法：胡萝卜切细条，韭菜薹和韭黄切长段。热锅下油，油烧至六成热后放入胡萝卜细条、韭菜薹和韭黄，炒熟后淋上鲍鱼汁即可。韭菜薹、胡萝卜、韭黄组成了绿、黄、白三色。鲍鱼汁是从超市购买的瓶装产品，多摆放在酱油、醋等调味品的货架上。我们还可以把金针菇、杏鲍菇、木耳等食用菌，切成外形大致相似的丝、条或块状，混合起来下锅炒（有时那些难熟的蔬菜先炒一会儿或者先焯水，再放入易熟的，以便一起炒熟出锅）。这道菜也可以称为炒杂菜，是非常值得推荐的菜式，特别有助于食物多样化。

表10-5　孕中期示范食谱2

餐次	餐单	备注
早餐	臊子面（1碗） 豆浆（1大杯）	孕妇专用型复合维生素1粒
加餐	草莓（7~8个） 酸奶（1杯）	其他水果亦可
午餐	豆浆米饭（1碗） 冬瓜瘦肉咸蛋紫菜汤（1大碗）	
晚餐	牛肉荞麦面（1碗） 鱼丸海鲜青菜汤（1碗）	
加餐	孕妇奶粉1杯（40克奶粉） 巴旦木（10颗）	其他奶类或坚果亦可

臊子面

做法：猪肉、胡萝卜、白萝卜、豇豆等一律切成小丁儿。热锅下油，先炒肉丁，之后加入豆瓣酱、生抽、十三香、料酒等，适量加水烧开，倒进蔬菜丁混合煮熟，用水淀粉勾芡，加入少许味精，此为“臊子”。把面条（手工擀制者最佳，退而求其次是切面，挂面亦可）煮熟，把做好的臊子浇在面条上即可。

豆浆米饭

做法：当天喝不完剩余的豆浆可以代替水做米饭，基本过程与普通米饭相同。加入豆浆后，米饭中蛋白质含量增加，口感更好，营养价值提高自不必说。

鱼丸海鲜青菜汤

做法：把鱼丸、虾干、紫菜和清水一起放入锅中煮开10分钟，再放入青菜煮5分钟，加入食盐调味即成。紫菜、鱼丸、虾干、扇贝丁等都是煮汤的上好食材，再配以自己喜欢的蔬菜，可以变幻出多种汤菜。

表10-6 孕中期示范食谱3

餐次	餐单	备注
早餐	阳春面（1碗） 煮鸡蛋（1个） 花生（1小把）	孕妇专用型复合维生素1粒
加餐	枣（10个） 孕妇奶粉1杯（40克奶粉）	其他水果亦可
午餐	黑米饭（1碗） 苦瓜牛肉（1盘） 卤水蚕豆（1碟）	
晚餐	全麦馒头（1个） 双色鱼头（一大块） 炒芥菜（1盘）	
加餐	豆浆（1杯） 奶酪（3片）	

阳春面

做法：冬菇、木耳、鸡肉分别切丝，与挂面一起煮熟，连汤带面放入碗内。加入煮熟的鸡蛋、辣椒酱（怕辣者可换为其他酱汁）、盐等，最后滴几滴亚麻籽油即可。阳春面，又称光面或清汤面，最初就是指最便宜、最简单的面条，不加上任何菜肴配料，先把挂面煮熟，连汤带面放入碗内，加入食盐即可。有的还加入少许油脂和葱花。这里还加入了冬菇、木耳、鸡肉、鸡蛋等配料，营养更为全面。

苦瓜牛肉

做法：牛肉按照纹络垂直横切成片，用嫩肉粉、胡椒粉腌渍半小时；苦瓜切片。锅中加适量水，将腌好的牛肉和苦瓜片同时下锅，再加入大酱、豆豉（或者其他自己喜欢的调料），大火烧开，小火慢煮，牛肉熟透后加橄榄油，出锅即成。调料依个人喜好，还可以选南乳、鱼露、辣椒等。煮的火候也可依照个人偏好，多煮一会儿或少煮一会儿均可。

孕晚期示范食谱

孕晚期体重增长加快，进食量增加。餐单要按一日5餐或6餐设计，包括3次正餐2次（或3次）加餐。不过，也要防止孕晚期体重增长过快，使母体脂肪大量堆积。

早餐可以简便制作，但食物要尽量多样，营养要尽量全面。不但要有谷类或薯类主食，还要有高蛋白的蛋类、奶类、肉类、大豆制品等，蔬菜也是不可或缺的。如果加餐不及时，早餐最好再加坚果、水果等。总之，孕晚期的早餐不能吃得太简单或太少。

如果条件允许，孕晚期午餐应尽量在家就餐，以实现良好的食物搭配，摄入均衡而丰富的营养。除粗细搭配的主食外，应该有高蛋白的食物1～2种，蔬菜1～2种，且必须是新鲜的。菜谱至少是一荤一素，或者两个荤素搭配的菜肴。食材品种更多一些、菜肴更丰盛一些就更好了。但烹调油和食盐一定要少，避免油炸、过油和过咸，在外就餐时往往难以做到这一点。

除外万不得已，孕晚期孕妇应在家吃晚餐，避免外出就餐，减少接触酒、烟、油烟的机会。安排晚餐食谱时，要与午餐和早餐配合，不重样、不遗漏孕晚期重点食物。晚餐应尽量丰盛一些，至少是一荤一素，或者两个荤素搭配的菜肴。要注意少油少盐，科学烹调，不吃油炸、油腻或太咸的食物。

每天2次加餐对孕晚期来说几乎是必不可少的。本书孕晚期一日餐单仍按3次正餐2次加餐设计，但如果加餐食物2次不能完成，可以分3次吃，也就是在下午再加一餐。

与孕早期和中期相比，孕晚期的加餐增加了富含碳水化合物的食物，谷类和薯类等，以增加能量摄入，满足孕晚期对能量需要的增长。当然，如果孕妇体重增长过多、过快，则应避免食用这些以提供能量为主要目的的加餐食物。加餐绝不是随便吃点儿饼干、面包、方便面充饥，而是要精心选择以促进营养均衡。优先选择奶类、水果、坚果、豆浆等，鸡蛋、薯类、蔬菜以及粗粮都可以作为加餐。

表10-7 孕晚期示范食谱1

餐次	餐单	备注
早餐	全麦面包（2片） 低脂牛奶1包（250克） 拌紫甘蓝（1盘）	孕妇专用型复合维生素1粒
加餐	哈密瓜（1大块） 豆浆（1杯） 煮玉米（1个）	其他水果亦可
午餐	花卷（1个） 蒸蛋羹（1小碗） 干煸四季豆（1盘） 豉油鸡（3～4块）	
晚餐	二米饭（1碗） 鱼香茄子煲（半盘） 西蓝花炒虾仁（1小盘）	
加餐	孕妇奶粉1大杯（40克） 西瓜子（1把）	或其他奶制品或坚果亦可

拌紫甘蓝

做法：把紫甘蓝叶子掰下来，用清水泡十几分钟后切丝，与黄瓜丝或青椒丝混合，用沙拉汁或蒜蓉辣酱拌，并加少许亚麻油。用沙拉酱亦可，但脂肪含量远超沙拉汁或蒜蓉辣酱。

干煸四季豆

做法：四季豆掐去两头，切成长段洗净，下沸水锅把四季豆煮到7成熟，捞出沥干水分。热锅下油，放入四季豆小火煸炒至熟，加入少许豆豉、辣椒即可出锅。干煸四季豆的通常做法要先油炸至七八成熟，这里改良一下，先用水煮至七八成熟，然后再干煸，以控制油的摄入。

表10-8 孕晚期示范食谱2

餐次	餐单	备注
早餐	家常拌面（1盘） 茶叶蛋（1个） 酸奶（1杯）	孕妇专用型复合维生素1粒
加餐	石榴（2个） 自制豆浆（1杯） 全麦面包（1片）	其他水果亦可
午餐	杂粮米饭（1碗） 牛肉烩三色（1大盘） 蒜泥虾皮（1碟）	
晚餐	馒头（1个） 白灼鲜鱿 尖椒扁豆丝	
加餐	孕妇奶粉1大杯（40克） 榛子（数个）	或其他奶制品或坚果亦可

家常拌面

做法：开烧水，先把面条煮熟，捞出过凉水（不必凉透），沥干备用。瘦肉、青椒、茄子和葱都切末。热锅下油，油热后加入葱爆香，放入肉末翻炒，肉色变白后加入一品鲜酱油、青椒末、茄子末，炒熟出锅浇在面条上，搅拌后即可食用。一品鲜酱油至关重要，喜辣者可以用豆瓣辣酱代替。

牛肉烩三色

做法：牛肉切块后放入高压锅内，加适量水和生抽、花椒、八角、姜、葱、白糖，加热使高压锅煮沸后冒气7~8分钟，关火，冷却后备用。土豆和胡萝卜均切块，与煮熟的牛肉及适量肉汤一起另起锅加热炖煮，待土豆接近熟透时（5分钟左右）放入青椒块、盐、鸡精，继续炖煮1分钟左右收汁即可。可随个人喜好加小葱和香菜后再出锅。全部过程无须用烹调油。为避免牛肉口感老硬，宜选用略带肥肉的部分。

表10-9 孕晚期示范食谱3

餐次	餐单	备注
早餐	麻辣面（1碗） 自制豆浆（1杯） 煮鸡蛋（1个）	孕妇专用型复合维生素1粒
加餐	榴梿（1大块） 低脂牛奶1包（250克） 粗粮饼干（3～4片）	其他水果亦可
午餐	米饭（1碗） 黑椒牛肉（1小盘） 大白菜木耳炖虾干（1小盘） 裙带菠菜汤（1碗）	
晚餐	花卷（1个） 莜麦菜拌芝麻酱（1小盘） 菜花青椒炒肉片（1大盘）	
加餐	孕妇奶粉1杯（40克） 开心果（1小把）	或其他奶制品或坚果亦可

麻辣面

做法：面碗里面事先调好生抽、醋、味精、糖、辣椒油、花椒油、葱花备用。面条煮好后，先把适量煮面汤水冲入调料碗中，再把煮熟的面条和青菜（自己喜欢的蔬菜均可）拌入其中。很多人误以为孕期饮食只能是清淡寡味的，其实孕妇真正需要控制的是盐和油，而不是味道。麻辣、糖醋、香辛（姜、葱、蒜）对正常孕妇，特别是孕中后期而言是安全的，并无害处。

黑椒牛肉

做法：热锅下油，放入洋葱略炒，再放入牛肉片、土豆块翻炒，加入糖、生抽略炒，加水焖煮20分钟，出锅前5分钟加入黑椒汁（超市有售），收汁即成。

缺铁性贫血示范食谱

缺铁性贫血孕妇的食谱有两大关键，一方面多摄入富含铁的食物，如肉类（包括动物肝脏和血液）、鱼虾、加铁奶粉（孕妇奶粉）、铁强化面粉、加铁酱油等；另一方面要想办法提高铁的吸收率，如肉类、维生素C、醋、酸果汁、新鲜蔬菜和水果等。

表10-10 缺铁性贫血孕妇食谱1

餐次	餐单	备注
早餐	牛肉芹菜水饺（10个，用铁强化面粉）	孕妇专用型复合维生素1粒
加餐	孕妇奶粉（强化铁）1杯 猕猴桃1～2个	其他水果亦可
午餐	二米饭（1碗） 清蒸小鱼（1～2条） 莜麦菜拌芝麻酱（1大盘）	随餐服用维生素C100毫克
晚餐	馒头（1个，用铁强化面粉） 溜猪肝（1小盘） 番茄菜花（1盘）	随餐服用维生素C100毫克
加餐	孕妇奶粉（强化铁）1杯 煮鸡蛋1个	

牛肉芹菜水饺

做法：牛肉剁碎或搅碎，加少许生抽、糖、鸡精以及温水泡制的花椒水，腌渍备用。凉水和面（铁强化面粉，两者大致比例1：2）放置备用。芹菜去叶，洗净后用开水略焯，切馅，加入到腌渍过的牛肉馅中，加盐、料酒、姜粉、油拌匀，即成饺子馅。擀皮包制，开水下锅煮熟即可。对上班族而言，早餐现做饺子显然是来不及的，可以前一天晚上包好放冰箱速冻，第二天早晨起床后现煮，吃多少煮多少，只需几分钟，非常方便。

清蒸小鱼

做法： 小石斑鱼处理干净装小盘，鱼身放上姜丝、葱丝，浇上生抽、料酒以及橄榄油，放入电饭煲的蒸屉，随煮饭蒸熟即可。鱼要新鲜，还要小（大鱼切块亦可），否则放不下。调料提前放好，要体现清淡突出鱼本身的鲜味。鱼与米饭一锅出，一举两得。

溜猪肝

做法： 新鲜猪肝斜切薄片备用。热锅下油（稍多），油至六成热时放入猪肝溜炒，变色后下葱段、辣椒，沿锅边滴少量料酒，加入生抽（加铁酱油更佳）、味精调味出锅。猪肝不宜贪嫩，要炒透。不喜辣者可以用洋葱、大蒜代替辣椒。总体上，猪肝有腥气，宜加重调味，并用料酒、葱、姜等去腥。

番茄菜花

做法： 菜花择成小朵备用。番茄洗净后放入热水碗中烫一会儿，待表皮皱起后去皮切块。热锅下油，放入番茄及白糖炒出番茄汁，再放入择好的菜花翻炒，炒匀后加入少量的水，加盖焖制5分钟左右，加入盐、味精、番茄酱调味后出锅即成。番茄去皮的窍门是用热水烫一会儿。为缩短焖煮时间，菜花可以提前焯水备用。

表10-11　缺铁性贫血孕妇食谱2

餐次	餐单	备注
早餐	鲜肉馄饨1碗 煮鸡蛋1个	服用补铁药物（遵医嘱）
加餐	孕妇奶粉（强化铁）1杯 凤梨1大块	其他水果亦可
午餐	豆包（1个） 素菜蛤蜊汤 西红柿炒牛肉	随餐服用维生素C100毫克
晚餐	馒馒头（1个，用铁强化面粉） 大枣绿豆小粥（1小碗） 尖椒烧血豆腐（1小盘） 黄瓜老醋海蜇（1盘）	随餐服用维生素C100毫克
加餐	孕妇奶粉（强化铁）1杯 核桃（2~3个）	

鲜肉馄饨

做法：瘦肉剁碎，加入水、葱末、姜末、生抽、橄榄油，搅拌腌渍10~20分钟。放入剁碎的甜椒和食盐，混合成馅。用馄饨皮包好，下锅煮熟。还可以在汤液中加入葱花、绿菜叶或香菜等自己喜欢的蔬菜。

豆　包

做法：面粉（铁强化面粉）用酵母发好。红芸豆用清水浸泡数小时，下锅煮熟（大约1小时，用高压锅可缩短时间），要注意收汁，不要太稀也不要太干。把煮好的芸豆搅拌并加适量红糖，使之变成馅料。发酵饧好的面团擀成面饼，包入豆馅，捏紧成球形。冷水上屉，开锅后蒸10分钟即熟。

素菜蛤蜊汤

做法： 青笋（莴笋）切丝，与豌豆尖、蛤蜊（超市有真空包装的也行）一起下锅煮开，加盐略煮，出锅即成。原料也不限于青笋和豌豆尖，其他青菜亦可尝试，香菇、木耳也可投入其中。

西红柿炒牛肉

做法： 牛肉切块，用清水加花椒粒浸泡2小时（若牛肉老硬，浸泡时可加入嫩肉粉，浸泡15～20分钟），倒掉血水，牛肉块沥干水分。热锅下油，煸香葱、姜，放入牛肉、八角、桂皮、香叶、糖、老抽、生抽、料酒和水，炖25分钟左右收干水分。再放入切好的西红柿，翻炒5分钟即可出锅。

尖椒烧血豆腐

做法： 猪血（血豆腐）切块下沸水锅内煮熟，捞出沥干。热锅下油，油至六成热时既放入血豆腐、葱段、尖椒丁、胡萝卜丁、紫菜等，沿锅边点少量料酒，加入生抽（加铁酱油更佳）、鸡精调味出锅。血豆腐有腥气，宜加重调味，并用料酒、葱、姜等去腥。

妊娠糖尿病示范食谱

妊娠糖尿病食谱要在控制各种食物（尤其是主食类、水果类和油脂）数量的基础上尽量多样化，每一餐都要吃得复杂一些，避免单调。整体上，要增加粗粮比例，还要增加蔬菜、豆类，以及保证适量的鱼、肉、蛋、奶。

表10-12　妊娠糖尿病示范食谱1

餐次	餐单	备注
早餐（7：00）	煮鸡蛋1个 低脂牛奶1包（250克） 燕麦片30克	孕妇专用型复合维生素1粒
加餐（9：30）	橘子（1~2个）	苹果、梨、葡萄、柚子、桃、草莓等水果亦可
午餐（12：00）	杂粮米饭（1小碗） 油菜炒肉（1大盘） 素豆腐	推荐橄榄油或油茶籽油
晚餐（18：00）	粗粮菜蔬炖（1大盘） 白灼虾（7~8只）	
加餐（睡前半小时）	酸奶（1杯） 巴旦木（1小把）	其他坚果亦可

杂粮米饭

做法：芸豆提前浸泡8小时备用，如果来不及浸泡，可以提前下锅煮开15分钟。把大米、玉米碴和浸泡好的芸豆混合，加适量水，放入电饭煲中按照做正常米饭的程序操作即可。玉米糁（颗粒较细小）换成玉米碴（颗粒较粗大）亦可，但玉米碴也需要提前浸泡数小时，以便与大米一起煮熟。

油菜木耳炒肉

做法： 选用较细小的油菜，择开，洗净，沥干水分备用（不用切）。木耳泡发后择洗干净。热锅下油（橄榄油或油茶籽油），加入葱花、花椒粉爆香，放入瘦肉片翻炒，待颜色变白放入油菜和木耳，继续翻炒，出锅前加入姜粉、鸡精、盐调味即可。

素豆腐

做法： 热锅下油，加入郫县豆瓣爆香后加水，水烧开后放入豆腐块。大火煮沸，小火慢煮，收汁即成。郫县豆瓣是川味食谱中常用的调味佳品，被称为“川菜之魂”。把切好的豆腐块放入加了柠檬汁的清水里浸泡一下，豆腐不容易碎烂。

粗粮菜蔬炖

做法： 玉米、红薯和胡萝卜切较小块；蘑菇、西蓝花、青菜、竹笋切较大块。烧水至沸腾后，放入上述原料，大火煮熟即可出锅。粗粮和蔬菜一起炖煮，食材自选，无须油和盐，百味混杂别具一格。加一点点盐或者完全不加盐，蘸食芝麻酱或其他酱料亦可。

白灼虾

做法： 基围虾或海虾与冷水一起下锅煮熟，不放任何调料。也可以上笼蒸熟，不放任何调料。

表10-13　妊娠糖尿病示范食谱2

餐次	餐单	备注
早餐（7：00）	煮鸡蛋1个 低脂牛奶1包（250克） 全麦面包（1片） 蔬菜沙拉（黄瓜、洋葱、青椒、西生菜、甘蓝等）1盘	孕妇专用型复合维生素1粒
加餐（9：30）	花生（1把） 豆浆（1大杯）	
午餐（12：00）	杂豆米饭（1小碗） 煎带鱼（2～3块） 白灼芦笋（1盘）	推荐橄榄油或油茶籽油
晚餐（18：30）	全麦馒头 洋葱胡椒牛仔骨（1小碗） 蚝油菜心	
加餐（21：00）	脱脂牛奶（1杯） 小苹果（1个）	柑橘、梨、葡萄、柚子、桃、草莓等水果亦可

杂豆米饭

做法：绿豆、红豆、黑豆提前浸泡10小时，与大米一起放入电饭煲，过程与做普通米饭相同。如果来不及浸泡绿豆，则先把3种豆子放入电饭煲中煮开20分钟，再加入大米焖制米饭。

煎带鱼

做法：带鱼处理干净后切段，撒上食盐腌渍10余分钟（注意食盐不宜放多，否则下锅前要水洗一下，以免太咸）。平底煎锅烧热，加少量油，放入带鱼块。小火慢煎，轻轻晃动以免粘锅（动作要轻，否则鱼易碎），3分钟后把鱼轻轻翻过来，继续煎3分钟左右至熟即可出锅。

白灼芦笋

做法：芦笋去硬根，放入开水锅中焯熟，捞出，滴入豉汁酱油和亚麻油即成。白灼是烹制蔬菜的常用方法，特别适合烹制那些味道较淡的蔬菜，如生菜、芥蓝、芦笋、菜心等。豉汁酱油是白灼菜肴调味的首选。

全麦馒头

做法：超市购买全麦面粉，加入水和酵母（比例请参照酵母粉说明书）一起混合揉成面团，发酵数小时（时间长短与温度高低有关），将发酵好的面团做成大小适中的馒头，冷水上屉蒸制馒头即成。

洋葱胡椒牛仔骨

做法：牛仔骨用嫩肉粉（先溶于清水）浸泡腌渍半小时。热锅下橄榄油，煸香洋葱丝之后倒入腌好的牛仔骨，再加入少量红酒、胡椒和盐，加水焖煮15分钟即可。加入少量红酒在焖煮过程中，酒精得以挥发，不必担心对胎儿有不良影响。牛肉比猪肉口感硬，需要先用嫩肉粉腌渍，菜肴才能肉质嫩滑味道丰富。

高血压孕妇示范食谱

高血压孕妇食谱的要点是控制食量，特别是主食、油脂、肉类等高能量食物，避免体重过快增长；低盐饮食，严格控制食盐、酱油、腌制蔬菜、味精、鸡精等高盐食物以及饼干、方便面、面包、挂面、油炸食品等高钠食物；多吃新鲜蔬菜、水果、香菇、大豆等高钾食物，以及奶类、大豆制品、绿叶蔬菜等富含钙的食物。

表10-14　高血压孕妇示范食谱1

餐次	餐单	备注
早餐	全麦面包（1小个） 低脂牛奶1包（250克）	孕妇专用型复合维生素1粒
	水煮生菜（1盘）	用蚝油代替食盐
加餐	香蕉（1根） 豆浆（1杯）	其他水果亦可
午餐	红豆米饭（1小碗） 蒸鲳鱼（1大块） 菜心木耳炒鸡蛋（1盘） 杂菌汤	选用“低钠盐”，或用生抽代替食盐
晚餐	杂粮粥（1大碗） 芹菜炒肉（1盘） 水煮毛豆（1小盘）	选用“低钠盐”，全天不超过5克
加餐	孕妇奶粉1大杯（40克） 西瓜子（1把）	或其他奶制品或坚果亦可

蒸鲳鱼

做法：鲳鱼肉质比较粗厚，蒸制前在鱼身两侧背部多划几刀。鲳鱼置于盘中，放上生抽（代替食盐）、料酒、橄榄油、葱、姜、蒜，上屉加盖蒸7～10分钟。

菜心木耳炒鸡蛋

做法：木耳提前泡发。鸡蛋打碎加入葱末备用。菜心清洗后下开水锅焯八成熟，过凉水沥干切段。热锅下油，油热后倒入鸡蛋液，缓慢翻炒以免糊锅，待鸡蛋成形后放入木耳、菜心段、姜粉、低钠盐，快速翻炒片刻，出锅即成。

杂菌汤

做法：几种食用菌，如滑子菇、平菇、杏鲍菇、牛肝菌等，干蘑菇泡发，鲜蘑菇洗净，切块或切片。冷水下锅，大火烧开，小火慢煮5～10分钟。出锅前加入一点点低钠盐即可。

杂粮粥

做法：大麦、燕麦米、红豆、绿豆、薏米用水浸泡8小时左右，之后与大米、糯米和约3倍的水一起放入电饭煲，按下煮粥键之后就可以等吃了。喜欢甜味的可以加一点糖，或者大枣、桂圆等，但不建议加碱或盐。

芹菜炒肉

做法：芹菜茎洗净，切长段；瘦肉切丝。热锅下油，放入肉丝和十三香煸炒，肉丝变色后放入芹菜段，加少许生抽继续翻炒至熟。芹菜茎天生就有淡淡咸味，因为它们含钠比较高，所以烹调芹菜时，要少放盐，甚至不放盐（尤其是加了生抽之后），以避免摄入太多的钠。

表10-15　高血压孕妇示范食谱2

餐次	餐单	备注
早餐	蔬菜包子（2个） 低脂牛奶（1杯）	孕妇专用型复合维生素1粒
加餐	西瓜（1大块）	其他水果亦可
午餐	米饭（1小碗） 轻煎三文鱼（1大块） 韭菜苔炒肉丝（1盘） 冬瓜瘦肉紫菜汤（1小碗）	选用“低钠盐”，或用生抽代替食盐
晚餐	全麦馒头（大半个） 绿豆粥（1小碗） 苦瓜炒鸡蛋（1小盘） 蒜蓉上海青（1盘）	选用“低钠盐”，全天不超过5克
加餐	孕妇奶粉1杯（40克奶粉） 开心果（1小把）	或其他奶制品亦可

蔬菜包子

做法：首先发面，和面大致比例是面粉650克+酵母5克（提前用少量温水化开）+温水350毫升，和匀后密封静置约1小时。然后拌肉馅，猪瘦肉剁碎后加入香菇（提前泡发并剁碎）及少量水搅拌，加低钠盐、鸡精、料酒、生抽等一起搅拌均匀，腌渍待用。小白菜洗净焯水后剁碎加入腌渍好的肉馅中。最后用发好的面和腌好的馅包起来，冷水上锅，水开后15分钟即可蒸熟。

轻煎三文鱼

做法：三文鱼预先用低钠盐腌渍1小时。热锅下油，油六成热放入洋葱碎爆香，放入三文鱼，用最小火煎，每面煎7～8分钟，最后撒上胡椒粉即可。煎好三文鱼的要点是小火，油不要太热，也就是一个“轻”字。轻煎时间稍长，使肉质缓慢成熟，脂肪散发香气，味道才能鲜美。

韭菜薹炒肉丝

做法： 韭菜薹洗净切段，瘦猪肉切丝。热锅下油，放入肉丝，待肉比变色后再放韭菜薹一起炒，加入生抽、十三香调味，炒熟出锅。

冬瓜瘦肉紫菜汤

做法： 冬瓜、瘦肉切成粒，和紫菜一起投入锅中煮，也可以放在电磁炉上定时，煮20分钟，最后加入鹌鹑蛋（蛋液）。出锅前滴一些亚麻籽油，用葱花点缀，加低钠盐调味即可。

苦瓜炒鸡蛋

做法： 苦瓜切片后焯水去除部分苦味（偏爱更苦一点儿的人则无须焯水）。热锅下油，油热后放入鸡蛋液，轻轻翻炒，待鸡蛋成块后放入苦瓜和糖，继续翻炒至熟，加入低钠盐调味即可出锅。苦瓜炒蛋不同于苦瓜煎蛋，后者通常要放大量烹调油，不适合高血压孕妇食用。

月子餐示范食谱

“坐月子”以及整个哺乳期，乳母饮食都要多样化，比孕期食谱更丰富，要避免单调饮食，或过分强调某一种风俗食物；乳母要多喝水，多吃液体食物，如奶类、粥、汤、饮品、豆浆等；乳母食谱要有足够的蛋白质食物，如蛋类、肉类、鱼虾和大豆制品等；乳母即使在产后几天内也要吃新鲜蔬菜和水果；乳母要少喝高脂肪的汤类，如排骨汤、猪蹄汤等，以及油炸或油腻食物；乳母应避免摄入辛辣刺激的食物，不要喝酒；乳母要避免大吃大喝，管理体重；乳母应继续服用复合维生素，注意避免铁、钙、锌、维生素D等微量营养素缺乏。

为增加营养摄入并避免一次吃太多，“坐月子”期间应该一日多餐，除早、午、晚3次正餐之外，还要有2～3次加餐。要重视加餐食物，多选择奶类、新鲜水果、坚果、豆浆或其他大豆制品等营养价值较高的食物。

表10-16　月子餐示范食谱1

餐次	餐单	备注
早餐	全麦面包（2片） 低脂或脱脂牛奶1包（250克） 煮鸡蛋（1个）	复合维生素1粒，每天大量饮水
加餐	橘子（1个） 豆浆（1大杯） 蒸紫薯（1小个）	其他水果或现榨果汁亦可
午餐	杂粮米饭（1碗） 冬瓜羊肉丸子汤（1碗） 黄鱼烧豆腐（1小盘） 清炒莜麦菜（1盘）	
晚餐	二合面馒头（1小个） 鱼片粥（1碗） 蒸排骨（1小盘） 海米炝西蓝花（1大盘）	
加餐	孕妇奶粉1大杯（40克） 花生米（1小把）	或其他奶制品或坚果亦可

冬瓜羊肉丸子汤

做法：冬瓜削去外皮切成厚片。瘦羊肉绞碎成馅，调入姜末、料酒、鸡蛋、淀粉、生抽或一品鲜酱油，充分搅拌入味。锅内加足量水烧开，放入冬瓜略煮，然后将羊肉馅制成丸子依次放入锅中，再次烧沸煮制5分钟。出锅之前撒入香菜碎，滴入芝麻油即可。

黄鱼烧豆腐

做法：黄花鱼去鳞，去鳃，去内脏，洗净沥干后淋上料酒，涂抹少量食盐，腌渍15分钟；不粘锅烧热倒入油，大火烧至六成热时放入姜片，再放入黄花鱼略煎，烹入料酒、老抽和白醋，加开水没过鱼身，放入糖、葱段、大蒜片和花椒粉，再放入豆腐块。大火烧开，改小火大约煮15分钟，收汁即成。

清炒莜麦菜

做法：莜麦菜洗净，放入沸水中快速焯水后捞出沥干，切成3厘米长的段。热锅下油，放入蒜片，煸炒出蒜香味。放入莜麦菜，翻炒均匀。加入盐和鸡精，翻炒至莜麦菜断生，起锅装盘即成。

二合面馒头

做法：把白面和玉米面按3：1比例混合放入盆中，拌匀。将发酵粉放少量入温水中，搅拌均匀，化开，倒入盆中，用手拌匀。继续加入温水，和成面团。面团发酵至增大1倍左右，然后反复揉搓，并分成5个馒头生坯（每个相当于100克面粉），放入蒸锅（锅内放温水），再醒发15分钟。大火将水烧开，上汽后，中火蒸约15分钟，关火虚蒸3分钟即可。

表10-17　月子餐示范食谱2

餐次	餐单	备注
早餐	翡翠水饺（10余个） 豆浆（1大杯）	复合维生素1粒，每天大量饮水
加餐	核桃（3个） 板栗数个 孕妇奶粉（1杯）	其他坚果亦可
午餐	花卷（1个） 小米绿豆百合粥（1小碗） 肉末虾仁蒸蛋羹（1小碗） 芹菜炒豆干（1盘）	
晚餐	三文鱼炒饭（1碗） 瘦肉莲藕汤（1小碗） 豆豉苦瓜鸡丁（1小盘） 白灼菜心（1盘）	
加餐	脱脂牛奶1包（250克）或酸奶1杯 香蕉（1个）	或其他奶制品或水果亦可

翡翠水饺

做法：用瘦肉、茭瓜（其他蔬菜亦可）、橄榄油、生抽、鸡精、姜粉、花椒面等调制成饺子馅。菠菜洗净，放入沸水中焯水后捞出沥干。将菠菜切成小段，加入少量清水，用榨汁机（或料理机）打成菠菜汁（泥糊），倒入碗中备用。面粉放入盆中，倒入菠菜汁，拌均匀后，和成面团，然后包成水饺，放入沸水锅煮熟即可。

小米绿豆百合粥

做法：绿豆洗净清水浸泡2个小时。百合洗净清水浸泡30分钟。锅中放入清水，烧热后，放入浸泡透的绿豆。先用大火烧开，然后转小火，熬约5分钟。再放入洗净的小米，搅拌均匀。然后放入浸泡透的百合，搅拌均匀后，继续烧开，用小火熬约30分钟即可。

肉末虾仁蒸蛋羹

做法：热锅下油，放入姜末爆香，随后放入猪肉馅翻炒至水分渐干，再放入虾仁炒熟，调入料酒和生抽，翻炒均匀出锅备用。鸡蛋搅打成蛋液，调入水混合均匀，再倒入大碗中，封上保鲜膜放入蒸锅中，大火蒸6分钟。取出大碗，揭开保鲜膜，将炒好的肉馅、虾仁连同汤汁一起倒入，再封好保鲜膜放入蒸锅中，继续蒸5分钟即成。

三文鱼炒饭

做法：三文鱼用厨房纸吸去多余水分，切1厘米见方的小粒，加少许盐和黑胡椒腌渍10分钟左右，用不粘锅煎至七分熟取出备用。蛋液中加入少许料酒和水，打匀后倒入锅中炒熟，加入切碎的洋葱一起翻炒均匀，取出备用。热锅下油，葱花爆香，加入凉的米饭、三文鱼、鸡蛋和洋葱混合煸炒至米粒均匀散开，烹入少许一品鲜酱油即可出锅。还可以根据爱好加入青豆粒、玉米粒、柠檬汁等。

瘦肉莲藕汤

做法：莲藕和土豆洗净去皮，切滚刀块，猪瘦肉切小块。锅内加清水烧开，放入瘦肉焯烫去血水。砂锅内加入清水，加入瘦肉烧开，水开后加入土豆、莲藕再次烧开后转小火煲1小时。关火后加入适量的低钠盐调味即可。

豆豉苦瓜鸡丁

做法：青椒洗净切成块。洋葱洗净切成块。鸡脯肉洗净改刀成1厘米见方的丁。苦瓜洗净后，去除内瓤，切成抹刀片，放入沸水中焯水后，捞出沥干。热锅下油，放入鸡丁，煸炒出香味，放入洋葱块、青椒块，翻炒均匀。放入鸡精、生抽，翻炒均匀。放入焯水后的苦瓜片，翻炒至熟。最后放入豆豉，翻炒均匀，起锅装盘。

表10-18 月子餐示范食谱3

餐次	餐单	备注
早餐	三色面（1碗） 煮鸡蛋（1个）	复合维生素1粒，每天大量饮水
加餐	酸奶或脱脂牛奶（1杯） 葡萄（200克） 煮花生（1把）	其他水果或坚果亦可
午餐	红豆米饭（1碗） 鲜菇蒸鳕鱼（1小盘） 菌汤娃娃菜（1小碗） 鸡汤芦笋（1盘）	
晚餐	烙饼（1块） 小米粥（1碗） 红焖鸡翅（3~4个） 油菜芝麻酱（1盘） 淮山药拌木耳（1小盘）	
加餐	孕妇奶粉（1杯） 燕麦片（20克）	或其他奶制品亦可

三色面

做法：胡萝卜切成丝，水芹、韭黄切成段。将面条放入沸水中，煮熟后捞出放入凉水中待用。热锅下油，放入胡萝卜丝、水芹段、韭黄段，煸炒片刻后加适量水，大火烧开，放入盐、胡椒粉和鸡精，搅拌均匀。放入面条搅拌均匀，再稍微煮片刻，起锅装碗，淋入橄榄油即可。

鲜菇蒸鳕鱼

做法：鲜香菇去蒂、洗净，用沸水略烫片刻，捞出沥水。大葱、姜、红辣椒切成细丝，备用。鳕鱼洗净，放入盘中，加入精盐、米酒抹匀并腌渍10分钟，再摆入香菇，入锅蒸约10分钟，取出后均匀地撒上葱丝、姜丝及红辣椒丝，淋上蒸鱼豉油（超市购买），待用。热锅下油，烧至九成热后浇到上述原料上即成。

菌汤娃娃菜

做法：干香菇放入温水中，泡发后清洗干净，去除根蒂，从中间改刀成两半。平菇顺其纹理撕成长条，放入开水中焯水，去除杂味。娃娃菜掰开，清洗干净。锅中放水烧开，放入青豆、木耳，稍微煮一下。放入娃娃菜、平菇、香菇，大火烧开，转中火，煮约5分钟。放入盐、鸡精、胡椒粉调味，出锅时淋入香油即可。

鸡汤芦笋

做法：芦笋削去根部老皮，取上段。百合去根掰成小瓣。姜削去外皮切末。枸杞子用温水泡发。热锅下油，放入姜末爆香，随后放入芦笋翻炒片刻，接着放入百合和枸杞子，快速翻炒几下，取出装盘。将鸡汤和一品鲜酱油倒入锅中加热，调入水淀粉将汤汁收稠，淋到芦笋和百合上即可。

红焖鸡翅

做法：冬笋切片。水发香菇、大葱、姜切丝。蒜薹切段。鸡翅中洗净后放入碗中，加入部分姜丝、料酒、生抽、老抽，拌匀，腌渍20分钟。热锅下油，放入葱丝、姜丝、冬笋片、香菇丝，炒出香味。放入鸡翅，翻炒均匀。加入剩余的老抽、生抽、料酒和水，盖上锅盖焖熟。放入蒜薹段，继续炒至收汁即可。

淮山药拌木耳

做法：山药削去外皮，切成斜刀片。木耳用温水泡发。红彩椒切菱形片。香葱切碎。将山药片、木耳放入热水中汆烫片刻，捞出用冷水冲凉后待用。山药、木耳、红彩椒放入大碗中，调入香油、一品鲜酱油和醋，充分混合均匀，再撒入香葱碎即可。

婴儿辅食示范食谱

婴儿添加辅食的合理时机是满6个月（180天），特殊情况需要在满6个月前添加辅食的，应咨询医生或其他专业人员后谨慎做出决定。添加辅食并不需要按照特定顺序，陆续添加多样化食物且婴儿能够接受就行。但最初的辅食里，应该包含富含铁的辅食，如加铁米粉、肉泥、鱼虾、肝泥、绿色叶菜等，即使后来婴儿尝试了蔬菜、水果、谷类等多种口味的食物，都不要忽略了这些高铁食物。另外，只要尝试几次之后没有过敏，那么就可以把几种辅食混在一起，没有必要一次就吃一种食物。每天添加辅食1～3次，具体数量有很大个体差异，合适的辅食数量是保证婴儿奶量不低于800毫升/日，且婴儿体重、身长发育正常。泥糊状、碎末状、粒状、小块状、手指状的辅食适合不同月龄的婴儿。辅食烹调时，不要放盐，少放糖，不加调味品，但可用少量植物油（5克/日～10克/日）。

表10–19　婴儿辅食示范食谱1（适合6个月婴儿）

餐次	餐单	备注
起床	母乳或配方奶粉	夜间也可以哺乳
8：00～9：00	加铁米粉 胡萝卜泥（或南瓜泥、土豆泥）	单独喂或混合喂给均可
11：00～12：00	母乳或配方奶粉	
14：00～15：00	加铁米粉 香蕉泥（或苹果泥、草莓泥）	单独喂或混合喂给均可
17：00～18：00	母乳或配方奶粉	
睡前	母乳或配方奶粉	维生素AD制剂

胡萝卜泥/土豆泥/南瓜泥

做法：把胡萝卜/土豆/南瓜洗净去皮，切块，上蒸锅蒸熟，压成泥状。

香蕉泥

做法：香蕉去皮，直接按压成泥。或者用搅拌机绞碎成泥。

苹果泥

做法：苹果洗净去皮，用汤匙一点点刮下来，即成苹果泥。

草莓泥

做法：草莓洗净，切块，放入搅拌机绞碎成泥。

表10-20 婴儿辅食示范食谱2（适合7～9个月婴儿）

餐次	餐单	备注
起床	母乳或配方奶粉	
8：00～9：00	加铁米粉 碎油菜（或碎菠菜、碎小白菜） 蛋黄泥	胡萝卜末、土豆末亦可，但应以绿叶蔬菜为主。蛋黄泥和蔬菜泥混入米粉中
11：00～12：00	母乳或配方奶粉	
14：00～15：00	加铁米粉 猪肉泥（或肝泥、牛肉泥、鸡肉泥） 碎橙子（或碎香蕉、碎西瓜亦可）	碎水果单独喂，肉泥与米粉混合喂给
17：00～18：00	母乳或配方奶粉	
睡前	母乳或配方奶粉	维生素AD制剂

碎油菜/碎小白菜/碎生菜

做法：油菜/小白菜/生菜洗净，下开水锅煮熟或上屉蒸熟，剁成碎末，滴几滴植物油（推荐亚麻油/核桃油/橄榄油等）即成。

碎菠菜

做法：菠菜洗净，下开水锅煮熟（必须煮熟以去除草酸，不能蒸熟），剁成碎末，滴几滴植物油（推荐亚麻油/核桃油/橄榄油等）即成。

猪肉泥/肝泥/牛肉泥/鸡肉泥

做法：用搅碎机把猪肉/猪肝/鸡肝/牛肉/鸡胸肉绞碎，用蒸锅蒸熟，然后压成泥状（可以加少量水）。也可以先绞碎，1：1加水后用微波炉加热2分钟至熟透，然后用料理机再次搅打熟肉泥，这种做法适合咀嚼能力较差的婴儿。

表10-21　婴儿辅食示范食谱3（适合10～12个月婴儿）

餐次	餐单	备注
起床	母乳或配方奶粉	
8：00～9：00	加铁米粉 西红柿炒蛋	碎菠菜炒蛋、碎红萝卜炒蛋、碎油菜炒蛋等均可
11：00～12：00	母乳或配方奶粉	
14：00左右	橘子	其他水果亦可
15：00左右	母乳或配方奶粉	
17：00～18：00	米粥或软饭 炒三文鱼（或银鳕鱼）	与大人同桌进食。三文鱼换成猪泥、肝泥亦可
睡前	母乳或配方奶粉	维生素AD制剂

西红柿炒蛋

做法：西红柿切碎，鸡蛋搅成蛋液。不粘锅烧热，放入几滴植物油（推荐核桃油、亚麻油、玉米油、橄榄油等），倒入蛋液翻炒，凝固后放入碎西红柿，翻炒片刻即可。

炒三文鱼/银鳕鱼

做法：三文鱼/银鳕鱼切成很小的颗粒。不粘锅加热至六成热，加少许植物油，放入三文鱼粒/银鳕鱼粒，快速翻炒至熟，出锅即可。

表10-22　婴儿辅食示范食谱4（适合10～12个月婴儿）

餐次	餐单	备注
起床	母乳或配方奶粉	
8：00～9：00	加铁米粉 鲜虾肉末蛋羹	
11：00～12：00	母乳或配方奶粉	
14：00左右	香蕉	其他水果亦可
15：00左右	母乳或配方奶粉	
17：00～18：00	蔬菜肉末手擀面	与大人同时进食
睡前	母乳或配方奶粉	维生素AD制剂

鲜虾肉末蛋羹

做法：猪肉和虾仁分别剁成泥，不粘锅烧热放少许油，随后放入猪肉泥和虾泥炒至水分渐干，取出备用。鸡蛋在碗中搅打成蛋液，调入水混合均匀，封上保鲜膜放入蒸锅中，大火蒸5分钟。将大碗取出，揭开保鲜膜，将之前炒好的肉泥虾泥倒入，再封好保鲜膜放入蒸锅中，继续蒸2～3分钟即可。另一种做法是，把猪肉和虾仁分别绞碎成泥，混入搅打好并调入水的蛋液中，然后蒸成蛋羹。

蔬菜肉末手擀面

做法：干净容器放入面粉，加入清水，将水、面搅拌混合，揉成均匀面团，用保鲜膜将面团裹住，醒15分钟。案板先放上干面粉防粘，将面团揉成球状再压扁，用擀面杖来回滚压擀为较厚的面片。在面片两面充分撒上干面粉防粘，擀面杖来回擀（及时补充干面粉，防止在越擀越薄的过程中粘住）。擀薄后折叠起来，使薄面片成为层叠状，将叠好的薄面片切成细面条，备用。锅内加适量水，烧开，放入细面条，开锅后再煮5～6分钟，期间加入碎菜叶（如果用菠菜要提前焯水）、猪肉末，煮熟即可。